Pandemics, Pills, and Politics
Governing Global Health Security

达菲的故事

Stefan Elbe

[美] 斯蒂芬·阿尔伯 著　尹俊波 等 译

上海科学技术文献出版社
Shanghai Scientific and Technological Literature Press

图书在版编目（CIP）数据

达菲的故事 /（美）斯蒂芬·阿尔伯著；尹俊波等译 . —上海：上海科学技术文献出版社，2024
ISBN 978-7-5439-9088-3

Ⅰ.①达… Ⅱ.①斯… ②尹… Ⅲ.①流行性感冒—传染病防治—药物—基本知识 Ⅳ.① R978.7

中国版本图书馆 CIP 数据核字（2024）第 108813 号

Pandemics, Pills, and Politics: Governing Global Health Security
© 2018 Johns Hopkins University Press
All rights reserved. Published by arrangement with Johns Hopkins University Press, Baltimore, Maryland

Copyright in the Chinese language translation (Simplified character rights only) © 2024 Shanghai Scientific and Technological Literature Press
All Rights Reserved
版权所有，翻印必究
图字：09-2020-837

组稿编辑：朱文秋　　　　　　　特约编辑：叶　尧
责任编辑：李　莺　栾　鑫　刘蔓仪　封面设计：安克晨

达菲的故事
DAFEI DE GUSHI
[美] 斯蒂芬·阿尔伯　著　　尹俊波　等译
出版发行：上海科学技术文献出版社
地　　址：上海市淮海中路 1329 号 4 楼
邮政编码：200031
经　　销：全国新华书店
印　　刷：商务印书馆上海印刷有限公司
开　　本：890mm×1240mm　1/32
印　　张：9.125
字　　数：203 000
版　　次：2024 年 9 月第 1 版　2024 年 9 月第 1 次印刷
书　　号：ISBN 978-7-5439-9088-3
定　　价：69.80 元
http://www.sstlp.com

致亚历山大

我们必须携起手来共同预防、发现并抗击各种生物危险——无论是类似 H1N1 的流感大流行、恐怖分子威胁还是可医治的疾病。

——贝拉克·侯赛因·奥巴马（第 44 任美国总统）

无论何种原因暴发的传染病，我们都将致力于发展技术并有效利用技术减轻其影响。

——美国国家安全委员会

我们的国家必须有一个足够敏感和灵活的系统，在面临攻击或威胁时能迅速给出医疗对策，无论是对当今已知的威胁还是新型威胁。

——原美国卫生与公众服务部部长

前　言

药丸能加强国家安全吗？这个提问听上去似乎有些怪异，然而，世界上很多国家已然给出了肯定答案。如今，很多国家认为，快速开发新药和疫苗的能力与国家安全休戚相关。世界已是一个互联互通的网络，安全不再只与武装力量有关，也包括了保护国民免受广泛的生物危害。新的全球性流行病蔓延、生物恐怖袭击，甚至意外的实验室泄露，都可能导致大规模死亡、经济大幅下滑，以及大范围的社会动荡。因此，各国政府与制药集团紧密合作，开发大量全新的药物防御体系，也称"医疗对策产品"（medical countermeasures，简称 MCM 产品），旨在更好地保护民众免受大流行威胁。

然而，依靠药物来保障民众安全实践起来却异常困难。执行过程中，也催生了政治困境并引发了大量争议：

（1）开发新的 MCM 产品以应对致命的（同时也是高度不可预测的）疾病，会遭遇哪些主要挑战呢？

（2）在新药物防御体系的开发过程中，制药公司、政府和其他参与者之间的权力是如何动态平衡的？

（3）当权者们是否已经意识到，他们可以通过快速开发普惠民生的救命新药来应对未来的疾病暴发？

本书通过深入研究达菲（Tamiflu）这一世界上最卓越的 MCM 产品，来探索药物与安全之间越来越密切的关系。

各国政府储备了数以百万计的达菲胶囊，用以对抗流感大流行。数以千万计的人使用了这种抗病毒药物，然而，对于达菲在大流行防备方面的有效性，依然存在科学争议。更进一步地，政府对达菲进行储备的决定被质疑是否过多地受到了商业影响。药物安全性和有效性数据的可及性问题是政治斗争的长期焦点。本书通过多角度展示达菲过去那些不为人知的故事，揭示了通过药物来保护民众这一策略面临的挑战，探索了政府是如何通过设计广泛的 MCM 产品开发体制来应对这些挑战的。本书认为，安全政策的这一转变（通过药物研发），从本质上来说，体现了分子生命观的兴起，而这种新的生命观正在重塑我们所生活的世界——当然也包括目前我们对"安全"的构想和实践的方式。

致 谢

如果没有家人的支持，本书不会面世，对此我深表感谢。多年来，罗伊萨·奥迪修斯（Louiza Odysseos）的善解人意和支持，给我带来了很多创作灵感。在成书的最后阶段，我在作者和父亲两种身份中分身乏术，我们的三个孩子也表现出了极大的耐心，让我颇为欣慰。为撰写本书而开展的研究项目需要外出调查，我的母亲和岳母经常自愿帮忙照顾孩子，让我能够轻松愉快地出行。

这本书的完成也得益于与安妮·罗默-马勒（Anne Roemer-Mahler）和克里斯托弗·朗（Christopher Long）的广泛讨论和交流，在过去的几年里，我们一起进行了一个较大的研究项目，探究药物在安全政策中的作用。一路走来，许多朋友和同事也同样给了我很多启发和有益的反馈，特别是国际研究协会全球卫生科、英国国际研究协会全球卫生工作组和欧洲国际研究协会的成员们。本书还得益于苏塞克斯大学国际关系学系、全球卫生政策中心和全球卫生小组成员的慷慨反馈和参与。正是有了他们的全情投入，本书的内容才更加丰富、全面。当然，任何事实上的不符或解释上的错误都归咎于我本人。

我还要特别感谢参与研究的人。许多国际组织、行业、政府和非政府组织一流的工作人员对本书的许多关键主题提出了有价值的见解。他们中一些人是通过参加 2014 年 2 月皇家学会（The Royal

Society）举办的利益攸关方研讨会参与进来的；另外一部分则是通过采访的形式参与进来。由于篇幅有限，在这里无法将他们一一列举（其中也有一部分不愿透露姓名），但我仍然感恩他们不吝时间和精力的参与，即使是在长时间的关于达菲的详细访谈中，他们都不厌其烦地分享自己与 MCM 产品之间独特且迷人的故事。最后，我还要感谢全球卫生政策中心的卡里斯·贝蒂（Karis Petty），她在成书的最后阶段提供了宝贵的帮助。

本书所呈现的分析在很大程度上依托我在国际关系方面的学科背景。本书主要涉及安全、权力、政治经济、全球化、管理和生物政治等主题。另外，关于全球健康的社会科学、知识政治、商业和管理研究、医药在社会中更广泛的作用等方面的其他讨论，本书也有展现。这些主题中有些已经在其他文章中单独探讨过，读者可能也会感兴趣：

- Stefan Elbe, Anne Roemer-Mahler, and Christopher Long（2014），Securing Circulation Pharmaceutically: Antiviral Stockpiling and Pandemic Preparedness in the European Union. *Security Dialogue* 45（5）: 440–457.
- Stefan Elbe（2014），The Pharmaceuticalisation of Security: Molecular Biomedicine, Antiviral Stockpiles, and Global Health Security. *Review of International Studies* 40（5）: 919–938.
- Stefan Elbe, Anne Roemer-Mahler, and Christopher Long（2015），Medical Countermeasures for National Security: A New Government Role in the Pharmaceuticalization of Society. *Social Science and*

Medicine 131: 263 – 271.

- Anne Roemer-Mahler and Stefan Elbe (2016), The Race for Ebola Drugs: Pharmaceuticals, Security and Global Health Governance. *Third World Quarterly* 37 (3): 487 – 506.

为撰写本书而开展的项目研究得到了欧盟"第七个研究与技术开发框架计划"(简称"第七框架计划",FP/2007—2013) ERC(Europea Research Council,欧洲研究理事会)拨款协议(n. 312567:"药品和安全:公私合作在加强全球卫生安全中的作用")的资助。

缩略词

BARDA	US Biomedical Advanced Research and Development Authority （美国）生物医学高级研究与发展管理局
CDC	Centers for Disease Control and Prevention （美国）疾病控制和预防中心
CPMP	Committee for Proprietary Medicinal Products （欧洲）专利药品委员会
EMA	European Medicines Agency 欧盟药品管理局
EUA	emergency use authorization 紧急使用授权
FDA	Food and Drug Administration （美国）食品和药物管理局
HHS	Department of Health and Human Services （美国）卫生与公众服务部
MERS	Middle East respiratory syndrome 中东呼吸综合征
MUGAS	Multiparty Group for Advice on Science 多方科学顾问组

NAO	National Audit Office	
	国家审计署	
NICE	National Institute for Clinical Excellence	
	（英国）国立临床规范研究所	
NPAE	neuropsychiatric adverse event	
	神经精神不良事件	
PREP Act	Public Readiness and Emergency Preparedness Act	
	公共准备和应急准备法案	
PRIDE	Post-Pandemic Review of Anti-Influenza Drug Effectiveness	
	大流行后抗流感药物有效性审查	
SARS	severe acute respiratory syndrome	
	严重急性呼吸综合征	
SNS	Strategic National Stockpile	
	（美国）国家战略储备	
TRIPS	Trade-Related Aspects of Intellectual Property Rights	
	与贸易有关的知识产权协议	
WHO	World Health Organization	
	世界卫生组织	
WTO	World Trade Organization	
	世界贸易组织	

目 录

前言 001
致谢 001
缩略词 001

安全导论——生物危机的药物防御 001

第一部分：研发挑战

1. 发现病毒的"阿喀琉斯之踵"——在分子世界对抗流感 033
2. 百战百胜的药丸——吉利德科学公司、罗氏公司以及达菲的诞生 057

第二部分：可及性挑战

1. 一天之内的翻转——监管机构的审核尺度 087
2. 虚拟的重磅药物——禽流感与大流行防备计划 117

第三部分：部署挑战

1. 风暴中心——药品全球可及性、仿制药及知识产权困局 151

2. "达菲颂" ——副作用,青少年"自杀"和公司责任　　178
3. 数据之争——罗氏和 Cochrane 就临床试验数据展开角逐　　201
4. "勇往直前……" ——制药公司与全球健康安全　　232

后记——药物、安全以及分子生命　　253
参考文献　　257

安全导论
——生物危机的药物防御

步入 21 世纪以来，流行病蔓延与我们如影随形。近年来，每年都有令人恐慌的新发疫情不时地占据媒体的新闻版面。这些流行病数不胜数，有着奇特的名字和神秘的首字母缩写，例如：HIV/艾滋病（human immunodeficiency virus，人类免疫缺陷病毒/acquired immunodeficiency syndrome，获得性免疫缺陷综合征，简称 HIV/AIDS）、严重急性呼吸综合征（severe acute respiratory syndrome，简称 SARS）、甲型 H5N1 流感病毒（H5N1）、甲型流感病毒 H1N1 亚型（H1N1）、中东呼吸综合征（MERS）、埃博拉病毒（Ebola）和寨卡病毒（Zika）等等。各种问题叠加在一起，使得政府如何从政治层面更好地保护民众免受这些致命传染病暴发的威胁这一问题变得更加紧迫。如今，各国政府对此非常重视，甚至将疫情暴发视为对国家和国际安全的威胁。他们害怕，在全球化的步伐日益加快的背景下，致命的传染病可能会在世界范围内迅速传播，对人口、经济和社会带来毁灭性的打击。为了应对这种对威胁认知的转变，各国也正逐步改变着国家安全战略。同战争、恐怖主义及大规模毁灭性武器等问题一样，生物威胁也被列为重要安全议题。

政府如何更好地保护民众免受这些致命传染病暴发的威胁？传统的国家军事力量、核威慑或秘密情报能力显然无法为致命微生物的"入侵"提供任何防护。各国政府必须具备一些不同能力,才能更好地应对此类健康威胁。因此,他们已经开始加紧与私营公司合作,开发一系列新的药物——医疗对策产品(medical countermeasures,简称"MCM 产品"),例如抗病毒药物、抗生素、新一代疫苗、抗毒素、抗体和解毒剂。政府希望在下一次疫情暴发之前,准备好一系列此类 MCM 产品,以便随时分发给民众。如果疫情是新发疾病,那么政府也希望有能力迅速开发出新的 MCM 产品。无论如何,为保护民众免受生物攻击而积极地开发、储备和分配新的 MCM 产品,已成为 21 世纪许多政府的政治目标。

然而,政府在完善此类新的药物防御措施时也遇到了严重和持久的阻碍。新药开发主要是制药公司的业务范畴,而制药公司的动力主要来自商业考虑和市场力量,**而非**出于"安全"考虑。对于大多数公司来说,只要专注于更大、更明确的现有商业市场的产品,就能挣大钱。那为什么要优先考虑开发昂贵的新的 MCM 产品以应对高度不可预测的安全威胁呢?因此,从根本上,尝试开发新的 MCM 产品存在两种截然不同且相互抵触的逻辑:一种是政治逻辑,即政府希望保护其民众免受新兴的生物威胁;另一种是商业市场逻辑,很自然地,它不会优先考虑开发此类产品。在政府与制药公司的博弈中,最终谁将占据上风?药品开发和安全政策的竞争逻辑能否协调一致?政府能否说服制药行业开发新的 MCM 产品,从而能在未来疫情暴发时拯救生命?

本书探讨了在寻求开发新的 MCM 产品的历程中,药物和"安全"之间日益密切的相互作用,此外,与常规药物的研究有所不同,开发群体保护药物的过程中遇到的一系列挑战更具独特性,值得不懈的研究。例如，这些 MCM 产品在没有常规的商业市场的情况下，其发展资金从何而来？再如，遇到病原体十分罕见或危险、无法在人群中进行合适的临床试验等情况时，这些应对高致死性疾病的产品如何获得监管批准？又如，在紧急情况下大规模应用新的 MCM 产品，谁来对以后出现的有害副作用负责？毕竟即使在最好的情况下，开发新药都是复杂且有风险的，而开发新的 MCM 产品更甚，因为 MCM 产品的制药过程还必须与"安全"考虑更加紧密地联系起来。对于这些，本书有较详细的讨论。

围绕 MCM 产品的政策挑战比比皆是、错综复杂，这就导致政府只能通过不断大规模地调整其药物政策和措施来应对。对他们来说没有一劳永逸的"灵丹妙药"，必须有目的地制定全新的药物管理体制。例如，为应对当今面临的挑战，美国正在建设规模庞大、拥有多方利益主体且发展迅速的医疗对策事务机构。在药物和"安全"的交互过程中，该事务机构独特的资金流、法律框架、监管流程、合作伙伴关系，甚至新部门应运而生。简而言之，这本书分析了开发 MCM 产品所涉及的政策挑战的本质，以及为未来管理而成立的新机构的构成。

本书总结道，安全政策向药物方向转变的核心隐藏着更深层次的意义——安全政策"药物化"不仅仅是对一系列生物威胁的日益关注，还标志着我们对生命的认知发生了更为根本的转变。生命科学的进步向人们展示了一种新的"分子"生命观，其中生物学意义上的存在是由分子过程之间复杂的相互作用所支配的，这种相互作用正在被更多地解析和干预。对生命基本认知的重大转变，已经引起了人们对分子水平上许多潜在新生物威胁的强烈恐惧，政府希望在 21 世纪更好地保护民众免受其威胁。同时，这种分子生命观也为业界开发新的药物防御策略提供了可能性，这些策略通过精心设计一系列新的分子干预措施来抵御生物威胁。因此，这种分子生命观的兴起形成了更深层的"安全"认知，当今社会，药物安全政策正是以此为背景展开。换句话说，在 21 世纪，随着人们理想生活方式的转变，安全的定义也随之改变。

生物威胁：全球健康安全的政治崛起

疾病在许多国家的安全议程中已占据重要位置，但这并不是说所有的健康问题都被视为安全威胁，两者相差甚远。不过，有一些重要疾病引起了广泛和持续的安全关注，因为这些疾病可能迅速导致显著的发病率和死亡率，造成严重的经济冲击，并引起民众恐慌和社会动荡。目前尚无详尽、确切或达成共识的清单，可以涵盖同时具有潜在致命性和高传染性的所有疾病。许多政府不再仅仅将这类疾病视为临床医学或公共卫生的常规问题，而是将其视为对国家乃至国际安全的更为广泛的威胁。

迄今为止，21 世纪已经发生了一些影响最为深远的国际政治事件，我们认识到政府理应更加关注生物威胁（Hester 出版社即将出版相关书籍）。进一步观察发现，许多此类事件是由新的传染病暴发引起的（或与之相关）。例如，HIV/AIDS 的全球蔓延在政治上影响巨大——联合国安理会在历史上首次正式将一种疾病视为对国际和平与安全的威胁。随后，各国政府为应对潜在致命的新型冠状病毒引起的 SARS 的蔓延付出了巨大的努力。这种目前尚无治疗方法的病毒在香港突然暴发。伴随着航空网络的全球化，它迅速扩散到东南亚和世界其他地方，造成了巨大恐慌和经济损失。

SARS威胁消除后不久，各国政府再次拉响了警报，这次是感染人类的高致死性"禽流感"（H5N1）。很快该病毒在整个亚洲蔓延，一系列高级别大流行防备活动迅速展开。当时大多数专家预测，接下来的流感大流行病毒会源自东南亚的鸟类，但事实上却来源于西半球传播的新型H1N1"猪流感"病毒。2009年6月11日，世界卫生组织（World Health Organization，简称WHO）总干事在国际直播中，沉重地向世界各地焦虑不安的人们宣布了21世纪的第一次流感大流行的到来。幸运的是，大多数国家经受住了2009—2010 H1N1大流行考验，境况比预期好很多。

然而，即使H1N1流感的暴发比预期的温和，新的国际疫情警报拉响的频率并未下降。人们仍高度关注新型冠状病毒（MERS）在中东及其他地区的传播。而关于致命性人感染新型流感病毒（H7N9）的报道，再次引发了人们对流感大流行的恐惧。除此之外，非洲一些从未出现过埃博拉病毒的地区暴发了有史以来规模最大、最致命的埃博拉疫情，令整个世界惶恐不安。在笔者撰写本书时，世界卫生组织也对寨卡病毒在南美洲和中美洲的传播表示了进一步的关注，而实际上仅数月之前，传染病专家们还对其不以为然。伴随着全球化的进程，在以前看来远隔千里的两地之间的联系日益紧密，对新传染病暴发的担忧也迅速蔓延到世界各地，这已成为许多政府安全议程中的头等大事。从流行病学的角度来看，政府如今不得不具备预测突然暴发的疫情的能力。当今世界面临的生物威胁核心内容之一就是这种不可预测的自然暴发的疫情。

与之密切相关的生物恐怖主义"幽灵"进一步加重了政治层面对微生物的惴惴不安。如果敌对团体有意释放一种致命的传染性病原微生物,企图造成广泛的痛苦、死亡和混乱,该如何应对?"9·11"事件之前,西方就加强了对恐怖主义威胁的政治关注。在"9·11"事件的阴影笼罩下,人们很容易忽视一个事件,在"9·11"事件仅一周之后,几封带有致死性炭疽孢子的信件通过美国邮政寄给了著名的政治和媒体领袖们。这些信件仿佛由学生执笔,看似无害。信件中所包含的致命炭疽的确切来源仍有待确认。但是,毫无疑问,这些信件对于安全政策的制定有着革命性影响。尤其是在美国,其迅速将对生物恐怖主义的政治考量转变为"不是是否会发生,而是何时发生、发生范围多广的问题"(Franz and Zajtchuk,2002:493)。从那时起,西方情报机构也一再对有意发动生物恐怖袭击的基地组织和"伊斯兰国"(ISIS)等组织发出警告。因此,未来各国政府也必须考虑生物危险的第二个核心内容——不断酝酿的生物恐怖主义威胁(Enemark,2017)。

自然暴发或蓄意而为的疾病这双重威胁越来越多地引起人们对微生物的关切。在世界范围内开展此类危险病原体科学研究的政府、科学和私人实验室的数量持续增长并遍布各地,牵涉的机构五花八门,相关知识和技术如雨后春笋般涌现,也正因此,对意外泄漏或实验室安全疏忽的担忧正迅速引起政治关注。当然,实验室发生事故确有先例。2004年,两名研究人员接触了未完全灭活的SARS冠状病毒样品,随后将该病毒传播给其他人,导致了数人感染,其中1人死亡(GAO,2016:1)。美国疾病控制和预防中心(Centers for Disease Control and Prevention,简称CDC)等权威实验室也曾发生过事故，例如2014年的炭疽和流感病毒事件。2015年，有爆料称，美国国防部（Department of Defense，简称 DOD）的一个实验室在过去12年里无意中向全球近200个实验室发送了会导致炭疽病的活性炭疽芽孢杆菌（GAO，2016：1）。此类事件意味着微生物威胁的来源如今可能是自然的、人为的或偶然的。综上所述，这三种危险来源让人们意识到在21世纪之初，世界面临着动荡不安的复杂局面，生物威胁可能是无穷的。

从某些方面看，未来的疾病暴发是自然的、人为的还是偶然的可能并不重要。如果人们一觉醒来，不幸事件发生了，政府当然需要迅速果断地采取行动来保护民众并阻止恐惧情绪的蔓延。这也解释了为什么一些政府已经更加关注在这种情况下如何才能真正保护其民众。他们为这种政治努力创造的新术语是"健康安全"（Elbe，2010；Davies，Kamradt-Scott and Rushton，2015）。例如，继2001年炭疽信件事件之后，加拿大、法国、德国、意大利、日本、英国、美国和墨西哥的部长们与欧盟委员会和 WHO 的代表在渥太华召开了首次会议，提出了新的全球健康安全倡议（Global Health Security Initiative，简称 GHSI）。这项新的政治倡议起初的目的是为应对生物恐怖主义威胁，后来迅速演变并扩展，将大流行威胁也纳入其应对领域。也许 GHSI 仅由少数几个国家发起，但它发出了强有力的政治信号，即健康与安全两个专业领域正开始更加紧密地融合，以便将来更好地应对生物危害。

健康安全概念在国际政治体系中很快获得了更为广泛的关注。同年，欧盟也成立了一个具有类似功能的高级（尽管最初是非正式的）健康安全委员会，以加强管理整个欧盟地区的健康安全。新委员会由来自欧盟国家的代表组成,后来正式成立并获得了一些法律权限(Kittelsen,2013)。2007年,WHO也通过制定"全球健康安全"工作的定义——"为减轻公共卫生紧急事件对跨地域、跨国界的人群健康造成的伤害而进行的主动或被动的活动"(WHO,2007:ix)——来帮助推动国际政治进程。从政治上讲,WHO参与全球健康安全的意义重大,因为它标志着除了高收入国家,更多国家和地区开始关注此类健康安全问题。这使得国际社会在健康安全问题上迈进了一大步,到2016年,来自全球的55个国家签署了更广泛、更多样化的"全球卫生安全议程"(White House,2016)。除了欧洲和北美地区,中美洲、南美洲、亚洲、非洲和中东的一些国家也加入了该议程(McCarthy,2014)。

尽管全球健康安全概念在国际政治上迅速崛起,但并非世界上所有国家或地区都欣然接受了健康与安全问题相融合的概念。相反,在某些外交场合中,甚至会出现对健康安全观进行激烈政治抵制的情况(Aldis,2008;Karadtt-Scott,2015)。然而,众所周知,现实已经发生变化,"健康保障"概念目前已经广泛渗透到官方政策和国际政治讨论中。事实上,世界上许多国家和地区的政府都十分重视健康安全威胁(Elbe,2009,2010),将其纳入了情报部门的威胁评估中,并且在制定安全策略时,会将其纳入考虑范畴(Cabinet Office,2008,2010;Kittelsen,2013:7;Livre Blanc,2013;National Academies of Sciences,Engineering,and Medicine,2017;White House,2002,2006;Wizemann等,2016:17)。保护民众和经济免受各种生物危害的威胁已成为多国政府21世纪的关键政治目标。

药物防御：探索新 MCM 产品

政府可以采取什么措施来保障民众健康安全？众所周知，新的疫情暴发很难预测，并可能在世界各地蔓延。更糟糕的是，如今这种暴发有可能通过飞机、轮船、火车和所有具有我们时代特征的国际交通网络在全球迅速传播。加强全球健康安全的保障力度所面临的国际政治挑战的严重性不可低估。因此，多国政府已经在常规地进行各种准备，以抵御这种生物威胁。

例如，政府与流行病学家和数学家合作，以更好地建立风险评估模型。他们经常进行精心设计的高水平模拟活动，以测试跨政府响应能力，并且针对疫情暴发期间可能面对的危险，对将使用的沟通方式、消息传递工具、社交媒体和公共宣传策略制定预案。他们还同意制定全面的、具有法律约束力的国际规范，用以管理有关新传染病暴发的国际新闻报道。他们甚至利用复杂的自动化算法［例如在广泛使用的互联网搜索引擎 Google（谷歌）上进行的搜索］开发了新的监视系统，通过扫描一系列数据源，来查找在世界各地发生的新疾病暴发的预警信号（Roberts and Elbe，2017）。简而言之，各国政府正在同时尽其所能采取大量措施以加强民众健康安全的保障力度。

然而，对于那些拥有必要资源和技术能力的国家而言，还有另外一个（尤其关键的）健康安全领域已经引起了持久的政治关注：开发新的药物防御体系。在新疫情暴发这样的危机中，各国政府非常希望获得新的药物和疫苗。毕竟，无法确定所有已有的防备策略是否能成功地遏制未来的疫情暴发。如果这些策略失败或启动太晚，当局仍然迫切需要一些可以立即提供、能够依靠的药物和疫苗，以保护民众。的确，已暴发的 SARS、流感大流行和埃博拉等疾病的教训打破了政府官员的幻想：在疫情暴发后，民众对于能够抵御威胁的医疗干预措施的需求是巨大的，政府面临的提供医疗干预措施的政治压力也是巨大的。更重要的是，广泛获得药物防御措施还可以使传染病暴发导致的巨大社会经济损失尽可能减小，因为政府甚至不必施行过去那些严格而不受欢迎的公共卫生政策，例如检疫、旅行禁令、学校停课等。在紧急情况下，行之有效的药物干预措施可以最大限度维持社会活动和经济活动所需的各种人员、商品和机构的流动（Elbe 等，2014b）。

这意味着各国政府正试图前瞻性地探寻一系列新的药物防御措施，以保护其民众。这些措施的核心在于，各国政府应在已知疾病的疫情新暴发之前储备许多相关的药物和疫苗，以便在危急时候迅速提供给民众。此外，政府还希望通过更灵活的基础架构，在出现新的生物威胁时迅速开发出新的药物防御产品。正如美国政府所宣传的，"我们的国家必须具备敏锐、灵活的生产 MCM 产品的能力，以应对任何已知或未知、新发或再发、自然或人为的攻击或威胁"（PHEMCE，2013）。就像这段引文所言，"MCM 产品"是政府给出的专有名词，特指针对健康安全威胁，为开发、获取、储备和迅速分发此类药物防御产品所作出的政治努力。

"MCM 产品"一词的确切定义尚无定论。美国颇具影响力的医学研究所（Institute of Medicine，简称 IOM）将其定义为"一种药物、生物制剂或设备，以用于治疗、识别病毒，以及预防生物、化学、放射或核辐射等因素可能导致的突发公共卫生事件的危害"

(IOM，2010：5)。欧盟认为MCM产品是"旨在抵御严重的跨境健康威胁的任一药品、医疗设备及其他商品或机构"(Mielczarek，2015)。其他人则将MCM产品定义为"应对化学、生物、放射性和核事故，流感，以及新型传染病所带来的公共卫生及医学问题的疫苗、抗微生物药物、治疗和诊断手段"(Marinissen，2014：284)。因此，从不同角度讲，"MCM产品"一词涵盖了应对不同情况的医疗产品。但是，广义上来说该术语通常指的是药物干预措施，例如抗生素、抗病毒药物、抗毒素、解毒剂和新一代疫苗。这些措施可以快速在人群中施用，以应对生物威胁或其他突发健康事件。

普通人的日常生活通常不会涉及"MCM产品"这一概念。实际上，这是一个有趣且值得深思的概念，尤其是因为它能体现至少三个重要的政治进程。

首先，这一概念的出现本身就标志着在21世纪，制药业的社会影响更宽泛了。药物不仅仅在涉及大部分人群的常规医疗服务领域越发重要，而且在国防和安全政策方面，它们也获得了相对更大的政治关注。由于对确保一个国家在危机或紧急情况下的安全具有潜在的意义，"MCM产品"有效地代表着一个新的药物类别——特殊的、高标准的、具有非凡的政治意义的药物。"MCM产品"一词的出现是一个强有力的政治信号，表明在21世纪初，药物正在成为安全政策的核心。

其次，"MCM产品"作为医学术语也同样令人着迷。"MCM产品"试图通过文本上将医疗(medical)和安全(countermeasures)两个词结合，来使二者代表的领域概念合而为一，以实现两个专业领域的知识的逐步认知融合。在这里，该术语开始在这两个不同的社会领域之间形成一个很有意思的交叉点或桥梁，从而产生了一个新的、跨学科的极具吸引力的政策领域，在这个领域中，药物和安全的各个方面相互渗透，也可能相互对立。如果我们希望探索药物和安全逻辑之间更紧密的相互作用的复杂关系，那么，我们只需要关注 MCM 产品领域。我们会看见，这个政策空间并非有序、流畅而完整的，反而充满了药物与安全逻辑的纠缠。

最后，在谈及此类药物防御的范围时，"MCM 产品"这个词还反映出美国政府的政治野心膨胀。早在 20 世纪，为保护军队（尤其是将要参战的部队），政府和军方长期合作开发 MCM 产品。如今，MCM 产品投资的政治意义远远超过了军事意义，产品牵涉的范围更广，并进一步扩展到民用范畴（F. Smith，2014）。2006 年美国成立的公共卫生紧急医疗对策事务机构（Public Health Emergency Medical Countermeasures Enterprise，简称 PHEMCE 或医疗对策事务机构），是一个跨部门机构，旨在协调联邦机构针对 MCM 产品的活动。PHEMCE 明确了捍卫美国公民免受卫生安全威胁的必要性，引领政府"通过使用这些包含药物、设备或其他医疗干预措施的 MCM 产品，来保护民众免受潜在有害健康的影响"（HHS，2012）。

对民众的重视标志着美国早期的（主要是军事方面）MCM 产品开发重点发生了重大的历史性转变。第二次世界大战后，MCM 产品的发展主要是由国防部推动的，而国防部显然重点关注军事领域（Wizemann 等，2010：101；Wizemann 等，2016：21）。但在 1998 年，克林顿总统任命卫生与公众服务部（Department of Health and Human Services，简称 HHS）为牵头机构，来负责应对与大规模毁灭性武器有关的医疗紧急情况。不同的是，国防部更关注暴露前

（在将士兵送进战区之前）的预防，而政府现在则更加关注暴露后的预防和治疗。政府还希望该计划不仅适用于军队，而且还适用于广大的潜在受用者，包括具有特殊医疗需求的人群，例如儿童、老人、免疫力低下的人群（Wizemann 等，2010：101）。尽管国防部一直致力于保护其部队免遭布鲁氏菌病、鼠疫、肉毒杆菌中毒、兔热病等的侵害，但今天的 MCM 产品概念代表了更宽泛的政治愿景：更好地保护全体民众抵抗突发性生物危害。简而言之，它标志着为广大民众的生物防护采取更从容更果断的行动。至少这是目前就 MCM 产品和健康保障明确表达的首要政治愿景。

愿景实施：美国医疗对策事务机构

政府努力实施这个政治愿景，并着手更实际的工作，获取此类新的药物防御的过程中，会发生什么事情？往往很快会出现非常棘手的状况。政府开发 MCM 产品的努力从一开始就像捅了马蜂窝一样，遭遇了新的政策矛盾而且进退两难。例如，政府必须面对的一项根本挑战是，如何说服商业运作下的制药公司考虑开发这些新的 MCM 产品？药物开发的任务复杂、成本高昂、充满风险。如今，主要是私营企业在按照市场逻辑开展这项工作。当公司完全可以从拥有更大商业市场的其他药物中获得更多收益时，政府如何激励这些商业机构开发新的 MCM 产品？开发究竟需要多少费用？谁来承担这些费用？新的 MCM 产品又将如何支付、获取、存储和维护？在危机期间如何将它们提供给民众？这些只是政府寻求获得新的药物防御过程中出现的许多实际和敏感问题中的一部分。

制药公司方面也立刻面临着许多额外的、同样棘手的问题。当它们专注于其他产品并能获得更多经济回报时,为什么还要优先考虑 MCM 产品?开发新的药物通常需要很多年,十年甚至更久。制药公司如何保证将来开发成功时,未来的政府仍乐意购买这些产品?到那时,公司已经为开发这些产品投入了巨资,可能政府也换届了,新政府的政治优先权也随之发生变化。鉴于新药开发的科学技术复杂性,失败在所难免,谁终将为失败买单呢?特别是最初最被看好的候选药物在后期开发过程遭遇失败时,谁又来承担巨额研发费用?即使开发成功,如果政府是产品唯一潜在的客户,公司又该如何确保定价合理?如果将来使用这种药物时突然产生有害副作用,公司怎么办?谁来应对潜在的巨大经济风险,在某些情况下甚至是法律责任?因此,从商业角度来看,开发新的药物防御措施,复杂问题也很多。并且,无论你对这个行业有什么个人看法,都不能将这些行业顾虑视为儿戏。这是因为私营公司在开发新药品方面占据最重要的、几乎垄断的地位。正如两位观察家所说,"在开发新药品时,私营公司实际上是'掌控者'。政府如果想参与,就必须加入他们"(Buse and Walt,2000:552)。

民众是 MCM 产品潜在的使用者,MCM 产品的开发也是以他们的名义开展的,然而,从民众的角度来看,依然问题很多。民众能否相信他们的政府将履行职责,正确评估新 MCM 产品的安全性和有效性?特别是当政府与医药行业可能已经建立了广泛的合作伙伴关系,甚至可能进行了金融投资以便首先开发出这些 MCM 产品时,是否还值得信任?在危机持续期间,是否有足够的 MCM 产品满足需求?如果没有,谁将优先获得稀缺的物资?谁来做出这些决定？如何做出决定？用更实际的话说，就是人们在危机中将如何获得这些 MCM 产品？能多快获得？政府是否会强迫人们服用此类药物以保护公共健康？从更广泛的意义上讲，危机的暴发具有极大的不确定性，还有其他许多迫切需要本已稀缺的资源的领域，将大量公共资金用于开发新的 MCM 产品，是否合理和划算？

一方面，更远大的政治愿景激发了对 MCM 产品更浓厚的政治兴趣，这一点容易理解。毕竟，当面对可能致命的传染病暴发时，谁不希望获得安全有效的挽救生命的医疗干预？另一方面，实现这个政治愿景充满挑战，并可能迅速带来许多可怕的政策压力。在 21 世纪，任何一个政府或跨国公司都能成功地解决这些复杂问题，并真正开发出新的 MCM 产品吗？在这项博弈中，谁将是最终受益者？是政府、制药公司还是民众？利益相关各方又分别有哪些权利，可能影响到总体的结果？或者，简而言之，在现实生活中 MCM 产品愿景是否有可能实施？

当然，有些政府已经下定决心这样做，而美国政府是做出最多努力的。美国政府在过去十年中，通过漫长的反复试验和纠错，逐渐找到了解决这些复杂问题的方法。政府最后发现，说服一些商业运营公司开发新 MCM 产品的唯一方法是通过引入一系列新计划、措施和法律，设法解决它们担心的问题。而仅靠制药行业自身，是办不到的。久而久之，美国政府一点一点建立了一种有效的、由政府支持的、全新的特别针对新 MCM 产品商业化发展的药物管理体制，简称为"医疗对策产品事务机构"。

如今，特别针对 MCM 产品的药物体制有很多相互关联的部分组成。建立新机构的第一步就需要建立政府资助的新的药物储备。

因此，在 1999 年，美国国会责成联邦政府建立新的国家药物储备。在紧急情况下，新的药物储备将在政府做出决定后的 12 小时内为各州和各个社区提供大量基本医疗用品（Prior，2004）。该计划的启动资金相对微薄，仅有 5 100 万美元。这类 12 小时医疗用品包裹的部署计划首次出现在 2001 年的 "9·11" 事件，以及随后的炭疽事件（Nicholson 等，2016：7）中。该计划后来被编入 2002 年的《公共卫生服务法》，该法案也为药物储备增加了资金（Nicholson 等，2016：7）。

2003 年，这个新的储备更名为 "国家战略储备"（Strategic National Stockpile，简称 SNS），因为它演变成更广泛的抗生素、化学解毒剂、抗毒素、生命支持药物、静脉注射管理和呼吸道维护用品，以及医疗/外科用品的国家储备（IOM，2010：6）。到 2006 年，据称 SNS 容纳的医疗用品包裹装满了 124 个货物集装箱，重 94 424 磅（1 磅≈0.45 千克），占地 5 000 平方英尺（1 平方英尺≈0.09 平方米）（Prior，2004：7）。随后，在 2009 年建立了迄今为止最大的储备，在 H1N1 流感大流行期间分发了超过 1 200 万剂的抗病毒药（Nicholson 等，2016：8）。从那时起，储备持续大幅增长，到 2016 年，SNS 的总库存价值约为 70 亿美元，码放成 900 多行货垛，分布在六个不同位置的大型仓库（分类码放）（Nicholson 等，2016：2）。因此，在常规药物供应链之外独立运作的专门药物储备构成了新的美国医疗对策事务机构的第一要素。

新的政府资金流构成了第二要素。国会持续为 SNS 提供每年 500~625 亿美元的资金（（Nicholson 等，2016：11）。美国政府还于 2004 年划拨了 56 亿美元的公共资金，通过 "生物盾牌" 计划专门用于批量购置新开发的 MCM 产品。联邦政府实质上在利用公共资金为 MCM 产品建立一个政府支持的新型药物市场，其目的是进一步加速有效 MCM 产品的研究、开发、购置和供应（IOM，2010：6）。"生物盾牌"计划还表明，美国政府不仅希望储备现有的医药产品，而且鼓励和投资更多**新**药物防御的商业开发。

随后，美国政府修改了一些有关 MCM 产品开发和部署的法律框架。例如，针对此类 MCM 产品的伤害索赔，美国政府为制造商推出了新的综合性的责任保护方案。在大规模使用新的 MCM 产品，尤其是产品突然出现意外有害副作用时，势必出现各种索赔，这些保护方案就从法律层面免除了制造商的赔偿责任。在美国，较早的法律保护体现在 1986 年的《国家儿童疫苗伤害法案》（National Childhood Vaccine Injury Act，简称 NCVIA Act）中，该法特别关注疫苗制造商在伤害索赔中的经济赔偿责任。而 2005 年的《公共准备和应急准备法案》（Public Readiness and Emergency Preparedness Act，简称 PREP Act）以加强健康安全的名义将此类保护更广泛地扩展到 MCM 产品。这些法律变更的目的是，当新开发的 MCM 产品在大规模部署后产生了有害副作用时，减轻制造商对可能面临的诉讼的担忧。

最后，美国政府还调整了对新 MCM 产品开发的部分监管批准程序。考虑到新 MCM 产品的监管可能会遇到的一些特殊的挑战，政府决定引入新程序来处理此类产品的监管批准。这种新程序被称为"动物效应法规"，由美国食品和药物管理局（US Food and Drug Administration，简称 FDA）于 2002 年 5 月制定。该法规最根本的一点是，通过动物建模研究，新 MCM 产品就可获得监管部门批准，而不需要大规模的人体临床试验。另外，政府还引入了新的紧急使用授权程序，授权相关部门在紧急情况下部署未经监管批准的 MCM 产品，或将已获批准的 MCM 产品用于批准外的其他用途。因此，对这些法律框架的广泛修订构成了美国政府建立的新的医疗对策事务机构的另一个关键任务。

然而，事实很快证明，所有这些政策变更仍然不足以吸引众多的制药公司进入 MCM 产品领域。因此，政府决定放手一搏，往前踏了一大步——创建了一个专门致力于开发新 MCM 产品的全新组织，即美国生物医学高级研究与发展管理局（Biomedical Advanced Research and Development Authority，简称 BARDA）。BARDA 成立于 2006 年，其明确的使命是开发和获取必要的 MCM 产品，以应对各种自然或人为的公共卫生威胁。新机构的主要战略目标是建立"MCM 产品先进的开发渠道和平台，以满足公共卫生需求，强调创新性、灵活性、多功能性和广泛应用性，以及长期可持续性"（BARDA，2011）。

但是，BARDA 的作用远远不止是帮助制药公司开发新的 MCM 产品。MCM 产品的生产和部署是 BARDA 额外的但同样重要的任务。目前，该机构进一步的任务还包括维护"灵活、强健和可持续的美国制造业基础设施"和"在突发公共卫生事件中，随时具备开发、生产和促进 MCM 产品部署的能力"（BARDA，2011）。因此，从许多方面来说，BARDA 的诞生标志着美国政府默认了新 MCM 产品的开发需要国家层面的新型制度建设和干预，仅仅依靠商业市场逻辑不可能成功。

自成立以来，BARDA 已成为致力于开发新 MCM 产品的最复杂机构之一。现在，它可以为开发 MCM 产品的制药公司提供广泛而实时的援助，例如设计后期临床试验以评估药物安全性和有效性，为生产过程提供建议，优化产品的存储方案、延长使用寿命等。总的来说，它已经帮助联邦政府获得数以千万剂 MCM 产品。仅就"生物盾牌"计划，美国政府就在国家应急储备中添加了 12 种新产品（HHS，2014：3）。BARDA 声称，自成立以来，共处理了 24 种产品的批准或许可（Hatchett，2016b：5），还为 180 多种 MCM 产品的研发提供了广泛支持（Fassbenderer，2016）。所有这些案例都表明，即使需要花费大量时间和精力，进行反反复复试验并遭遇一次次失败，为民众提供药物防护过程中出现的挑战仍是可以应对的。

得益于大量的努力和资金支持，美国政府在寻求开发新的 MCM 产品方面已走在国际前列。但是，这并不意味着只有美国政府高度关注为其民众获取新的药物防御措施。因为许多此类信息仍处于保密状态，所以更难获得其他国家在相关 MCM 产品开发方面的准确情况。但是，很显然，多国政府对群体药物防御越来越关注，尽管通常能达到的群体药物防御规模较小。例如，与美国北部接壤的加拿大拥有一个类似的国家紧急储备系统（PHAC，2012）。位于南半球的澳大利亚政府也早在 2002 年就建立了新的国家医疗储备。据报道，澳大利亚政府拥有基本的疫苗、抗生素、抗病毒药物以及化学和放射解毒剂的战略储备（Australia DOH，2014）。这些战略储备存放在澳大利亚的各个战略要地，出于安全原因，这些信息未公开发布（PHAC，2012）。

欧洲也在进行类似的发展。英国政府于 2001 年建立了英国战略储备，该储备包含一系列抗生素、炭疽和天花疫苗、肉毒杆菌抗毒素等,这些物资在英国各地储存并可在两个小时内交付(Lightfoot,2009)。英国的战略储备现在包含20多种产品[不包括英国国家医疗服务体系(National Health Service,简称 NHS)纳入常规医疗用品的部分],其配置成本约为1.47亿英镑(Cole,2013:11)。此外,2013年,欧盟还为其成员国联合采购 MCM 产品,从整体上奠定了 MCM 产品合法化的新的法律基础。这表明为应对跨境健康威胁,欧盟各国正采取更加协调一致的行动(EU,2013)。

然而,关于 MCM 产品的确切的国际形势仍然不甚明朗。但是,所有这些并行的储备表明,美国并非是当今世界唯一投资新 MCM 产品的国家。尽管这方面美国在国际上仍然遥遥领先,但世界上许多其他国家(大多数是拥有必备资源的高收入国家)同样认为,政府的政治重心是确保国家安全,需要具备主动开发、获取、储备和大规模部署药物防御措施的能力。而且,与美国一样,这些国家也在竭力应对新 MCM 产品带来的复杂挑战。

达菲:放大镜下的 MCM 产品

如果将来暴发疫情,以上所有与 MCM 产品相关的问题和紧张局势,将可能彰显出重大的国际政治意义。实际上,世界范围内有多少人能够在疫情中幸存下来,很大程度上取决于政府、公司和民众对这些问题如何理解和处理。但是,我们对当今 MCM 产品开发、获取和使用的详细过程知之甚少。其所涉及的复杂政策挑战也未得到大众的广泛理解,尤其是在产品开发的局外人中。甚至在缺乏充分学术分析的情况下,一些政府便开始应对这些挑战。总的来说,到目前为止，这些问题尚未受到科研人员的持续关注。

当然，越来越多的学者致力于健康安全领域的学术研究，尤其是在国际关系和安全研究领域（欲进一步了解其概况，可参见 Rushton and Youde，2015）。这些研究极大地完善了我们对健康安全及其政治进程的理解（Davies，2008；McInnes and Rushton，2013；Nunes，2014）。但迄今为止，关注 MCM 产品突出作用的文献还不多，其中值得一提的是对生物防御中疫苗历史的深入研究（Hoyt，2012）。当时药物干预成为全球卫生安全的辩论中心议题，而与之相应的学术研究还有相当大的空白。

相反，有很多的社会科学研究（尤其是社会学和人类学研究）涉及药物的社会作用（Abraham，2010；Clarke 等，2010；Lakoff，2005；Petryna 等，2007；Whyte 等，2002；Williams 等，2009；Dumit，2012）。研究人员探索了药物处方的社会价格，分析了某些药物的历史，并对全新的治疗类别（例如抗抑郁药、生活方式等）进行了研究。尽管他们对社会发展保持着广泛的关注，但是在充满一系列独特的挑战与动态发展的安全政策和 MCM 产品领域，他们尚未进行任何细节上的探索，而对这两个领域目前政府已明确支持。因此，从两个方面来看，都迫切需要更清楚地认识药物在安全政策方面的作用，需要将 MCM 产品的各种相关信息公之于众。

公众要对 MCM 产品领域有一个较全面的了解远不是那么简单，需要克服自身许多巨大障碍。首先，开发、获取和推出新 MCM 产品的过程异常复杂。药物被普遍认为是世界上最复杂的产品。任何新 MCM 产品的生命周期均为数年，因为它会经历多个阶段，并且以充满挑战、风险和政策矛盾为特征。单是捕捉产品非同一般的复杂性本身就是一个重大的科研挑战。本书仅着眼于一种MCM产品的探究,以便缓和其中巨大复杂性带来的困扰,同时也能完整地论述寻求群体药物防御所涉及的诸多固有的复杂过程和紧张局势。

但是,对于这种广泛和深入的研究,哪种MCM产品将成为最好的研究课题?本书选择了世界上最著名的MCM产品:奥司他韦(oseltamivir),商品名"达菲"。在近来的MCM产品中,达菲的地位遥遥领先,因为全世界许多政府都将它视为对抗流感大流行的第一道防线。达菲不是政府储备的唯一抗病毒药物,但它已迅速确立了自己作为大流行防备的首选MCM产品的地位。根据WHO的建议,在过去十年中,全球95个政府建立了达菲战略储备(Reddy,2010:ii35)。仅在2004—2009年之间,达菲生产商就向全球提供了约3.5亿疗程,即35亿剂达菲(Reddy,2010:ii35)。据作者所知,达菲已成为21世纪出售最广泛的MCM产品之一。因此,达菲自然而然成为MCM产品领域值得更深入研究的对象。

此外,与其他大多数MCM产品相比,达菲还具有许多更微妙的优势,值得进一步研究。首先,这个抗病毒药物的信息,相对来说,更加容易获取。我们知道,许多有关MCM产品的信息仍然是机密,或者具有商业敏感性,这使得对MCM产品的研究要比对常规医疗机构中使用的许多其他类型药物的研究难得多。例如,出于安全原因,即使在美国,国家战略储备的组成和位置也仍处于保密状态。由于达菲已经受到了广泛关注,达菲成为MCM产品的一个例外。在2005年(H5N1)和2009年(H1N1)大流行期间,抗病毒药物受到了媒体广泛的关注。这使达菲在许多国家和地区变成了家喻户晓的名字,就像几年前的百忧解和"伟哥"一样。达菲还引发了公众对其抗击流感大流行有效性的讨论,甚至对于是否应该将其纳入公共财政所承担的范围产生了大量争议。在这些公开争议中,政府机构和相关制药企业不得不将大量的达菲相关信息公之于众。

这也就意味着,现在关于达菲的公开信息要多于任何其他类似的 MCM 产品。实际上,达菲的科研挑战已成为信息可及性的挑战。在谷歌上搜索达菲可以得到 250 多万条信息!一般而言,对一种有些问题还没有答案的药物展开研究时,铺天盖地的信息代表着巨大的挑战,而对于本研究(达菲)来说,这恰好保证了大众能够轻而易举地获取有关它的大量信息。这也再次说明,达菲是少数几个可通过公共渠道广泛研究的 MCM 产品之一。

相对于其他 MCM 产品来说,达菲的第二个优势是它在近年来的大规模应用。在过去的十年中,许多 MCM 产品相继出现,但它们现在仍然被锁在仓库里从未分发出去(从某些方面来看,这也算是好事)。相比之下,达菲在 2009—2010 年 H1N1 流感大流行期间被广泛应用到人群中。仅英国国家流感大流行服务中心就向英国民众分发了超过 100 万个疗程的达菲。在美国,它是 2009 年 H1N1 大流行期间部署的 1 250 万个抗病毒治疗方案的重要组成部分(Nicholson 等,2016:8)。当时,全球已有超过 5000 万人服用了达菲(Roche,2007:12)。因此,不同于其他药物,在流感大流行期间,达菲已广泛施用于公众。这也为探索在实际紧急情况下,向人群大量分发 MCM 产品的过程中出现的其他关键问题提供了思路。换言之,选择达菲作为研究对象,会让我们对于与群体药物防御相因相生的各种挑战有更加全面和完整的了解。

最后，达菲自身的特点也给出了它值得研究的理由。在流感发生时，可以预见，我们要应对的不是一种，而是两种威胁：一个是每年均会出现的影响数百万人的季节性流感，另一个是突发的流感大流行。前者更多的是常规医疗和公共卫生方面的挑战，而后者则是可怕的全球健康安全威胁的典型案例，也是各国政府现在积极加强应对措施的挑战。流感的两面性特征使得达菲具有两种不同的使命。起初，达菲主要是作为针对季节性流感的一种相当常规的药物，面临的问题和挑战与其他药物大同小异。然而，达菲随后经历了深刻的变革，在流感大流行期间作为一种针对流感大流行的 MCM 产品的新形象再生。在那一刻，许多不同于常规药物使用的新挑战出现了。

随着时间的推移，达菲从常规治疗手段到 MCM 产品的根本转变，是此研究特别吸引人的原因。这意味着可以有效地对比达菲的"前世"和"今生"。在商业逻辑主导下，我们可以看到达菲作为正常的普通药物的研发进程。我们还可以追溯达菲"后半生"，观察在安全逻辑主导下，它如何改变关键的政治动态，并在实践群体药物防御过程中引发一系列复杂的新挑战和矛盾。

因此，出于上述原因，本书选择了达菲作为研究对象以对 MCM 产品领域进行深入研究。那么剩下的唯一问题，就是**如何**以最完美的方式讲述这个迷人的故事了。

从 MCM 产品的生命历程中学习

从某个角度来说，本书采取了一种不同寻常的、具有试验性的方式——大致可称为"生命历程"的研究方法——来展开达菲的故事。尽管这本身不是一种正式的理论,但这种方法已广泛应用于许多其他学科,通常至少包含两个关键部分。首先是按**时间**的行进,研究人一生中的重大事件与生命历程之间的关系。例如,这可能包括研究童年经历如何给后来的婚姻、就业、犯罪、患病等方面带来的影响。其次是倾向于从**社会**角度出发,在更宽泛的社会、文化和经济背景下审视个人生活。通常"生命历程"研究本质上具有高度的多学科性,因为它跟踪人的一生,有效地探索历史学、社会学、人口统计学、心理学、卫生学、经济学等学科之间的广泛联系。

采用"生命历程"法研究达菲似乎有点不合常规,因为这种方法通常用于研究生命体,比如个体或者家族,并不适用于药物这种实体对象。然而医学人类学家们冒着风险打破了这一惯例。他们已经在题为《药物的社会生命》(*Social Lives of Medicines*)一文中提出:药物有着超出其化学结构和生物学作用的复杂社会生命(Whyte等,2002:3)。如果这种观点属实,那么将"生命历程"的研究方法应用于MCM产品,比如达菲,就成为可能。实际上,这就意味着本书将追踪达菲"生命"的每个关键阶段:它的诞生,通过监管批准,被政府采购,逐渐形成战略储备,以及最终在大流行期间分发至民众。接下来的每一章会对其生命历程的每一个关键阶段进行深入详细的探究。

从表面上看,这样的"生命历程"研究法与传统的、同样深入的、广泛应用于其他许多药物研究的"个案分析"有许多相似之处。实际上,有一类书籍专门研究特殊药物,比如百忧解(Healy,

2004)、紫杉醇（Goodman and Walsh，2001）和"伟哥"等药物，甚至有一些书研究整类药物，如抗抑郁药（Healy，1997）或他汀类药物等（Kendrick，2007；Li，2009）。因此，"生命历程"的研究方法在某些关键方面有别于传统的病例研究方法，下面从三个方面进行说明。

首先，"生命历程"研究法致力于阐明：MCM产品的开发和使用是一个复杂的社会过程，并分为多个截然不同的阶段。从方法学来说，对这些发展阶段分别进行研究是很重要的，因为MCM产品在每个阶段所扮演的角色、面临的风险以及挑战都大相径庭。这并非MCM产品独有的特征，在社会研究的其他领域也同样如此。例如，在国际关系方面，学者们长期以来一直在研究新的国际准则（如人权）起初是如何在国际体系中发展起来，并被各国政府采纳、内化的。这些学者开发出一套"生命周期"模型来研究这些国际规范经过多阶段的传播过程：从规范最初出现，经过一段时间的大量扩散，最终被各个国家内化接受（Finnemore and Sikkink，1998）。在这些规范传播过程中出现的问题、挑战和争议并非一成不变，而是根据其处于生命周期的阶段而有所不同。MCM产品的开发同样要经历几个截然不同的阶段。首先是一种新产品的研发，随后进行临床试验，以评估其疗效、安全性以及正确剂量。然后，如果产品通过了监管批准，那么政府会采购、储备，并进一步考虑如何分发和使用。从理论上说，这种研究方法必须关注周期中的各个环节，因为每个环节都面临独特的政策挑战，牵涉不同方面的利益和权力，可能产生不同的政策紧张局势与公众争议。

其次，"生命历程"研究法致力于探究生命周期不同阶段相互依存、相互交叉的复杂关系。某个阶段中做出的决定和发生的事件都可能会给后面的其他阶段带来潜在深远的影响。因此，这些事件出现的先后顺序就显得尤为重要。除了将生命周期分解为许多阶段之外，"生命历程"研究法还关注各阶段之间微妙的相关性。这也并非 MCM 产品的独有特征。例如，学者们通过价值链分析法已经发现了类似的微妙联系。学者们选取其他产品例如食物、衣服和汽车零件等作为研究对象，分析了从生产、使用到回收的整个周期，甚至包括组织、生产及研发（Kaplinsky，2000）。他们研究发现，在某个环节发生的事件会对价值链中的其他环节和生产者产生显著影响。

这种相互依存关系贯穿于整个 MCM 产品的开发过程。例如，是否对候选药物进行临床试验和产品开发，公司的商业决策从一开始就会受到政府潜在的采购前景和采购规模的影响。同样，如果公司感觉获得监管批准的希望很渺茫，那它一开始就会在产品开发上徘徊不前。甚至药物的给药途径，是口服、注射抑或是其他方式都会对其开发进程产生很大影响。这就意味着生命周期的研究方法不只是简单地将 MCM 产品的开发和获取分成了几个阶段，还明确了不同阶段之间的关联性和关联度。在某种程度上，这种研究方法是相对开放的，因为在特定时间内，对某种药物的使用与其早期开发过程和后期应用前景密切相关。

最后，基于上述两个方面的考虑，"生命历程"研究法可以帮助我们深入了解这个领域新近的政策发展情况，特别有助于理解为何一些政府会为了 MCM 产品而设计新的药物制度。通过"生命历程"研究法，我们可以看到，为了产生预期结果，政府不得不对药物开发的**各个**阶段以及阶段间复杂的关联性进行干预。这种宏观政策调控手段也同样用于经济等其他领域。因此，许多经济学家也借助"生命历程"研究法来探究政府的政策对经济行为的影响。经济学家关注的并非某个特定的时间点，而是人们一生的收入情况和储蓄模式，从更长的时间维度出发制定政策。

与此类似，致力于新 MCM 产品开发的政府不得不进行通盘考虑，在安全范围内，从整体出发应对众多实际的挑战。通过长期反复试错，他们发现，在刺激新 MCM 产品开发方面，没有哪一个政府干预措施能像"灵丹妙药"一样百验百灵，而是需要针对不同的阶段，进行一系列相应的政策干预。在这里，"生命历程"法也有助于解读政府的种种应对措施。特别是在美国，还新建立了范围很广的"医疗对策事务机构"，涉及 MCM 产品整个生命周期的方方面面。

综上，从达菲相关的"生命历程"研究中还可以得出更具普适性的认识。但必须牢记达菲和其他抗病毒药之间、不同种类的 MCM 产品（比如疫苗）之间以及不同的健康安全威胁之间存在显著的差异。也就是说，这里采用的"生命历程"研究法可以得出一些更具广泛性的结论，因为所有新的 MCM 产品具有一些共性，包括：这些 MCM 产品的发展会经历多个不同的阶段；各阶段相互联系；各阶段及阶段之间的关系又各具独特性。

在深入探讨了达菲的"生命历程"之后，本书致力于揭示在开发 MCM 产品过程中面临的主要挑战。本书在随后的章节中列举了 10 种挑战，展示了这些挑战为何远不止设计一些新药那样简单。另外，即便成功开发了一种新的 MCM 产品，政府仍然要开展大量的其他工作以确保这些产品能够有效地保护其民众,比如,为何一些政府要制定新的药物制度?在将来疫情暴发时,政府如何做到将拯救生命的药物快速分发给民众?现在让我们带着这些问题,走进达菲的"生命历程"。

第一部分：研发挑战

1. 发现病毒的"阿喀琉斯之踵"[①]
——在分子世界对抗流感

要展开达菲的故事,毫无疑问应当从它的诞生说起。作为新型抗流感的神经氨酸酶抑制剂,达菲在20世纪90年代研发成功。稍后,我会解释这些药物是如何发挥作用的。需要说明的是,世界上第一种神经氨酸酶抑制剂并非达菲,而是瑞乐沙。作为瑞乐沙直接的商业竞争者,达菲在神经氨酸酶抑制剂大家庭中排行老二。事实上,它们之间有着千丝万缕的联系。因此,本章首先探讨瑞乐沙作为世界上第一个解决流感问题的神经氨酸酶抑制剂是如何被研发出来的,然后讲述达菲是如何摆脱瑞乐沙的阴影,旋即横空出世。

重温瑞乐沙的故事,我们发现神经氨酸酶抑制剂是制药公司按照相当传统的商业开发流程研发出来的。在这个传统流程中,通常制药公司紧紧抓住一项科学发现,从而展开激烈的商业研发,将创造性的发现从实验室转移到临床。以神经氨酸酶抑制剂为例,由于破译了流感病毒关键的表面蛋白的分子结构,人们才发现了新药物靶点。这一科学发现,使得设计并且合成一种人工分子来干预病毒在人体内的复制成为可能,并且为新的药物干预打下基础。分子生

---

① 阿喀琉斯之踵(Achilles' Heel),原指阿喀琉斯的脚后跟,因是其身体唯一一处没有浸泡到冥河水的地方,成为他唯一的弱点。阿喀琉斯后来在特洛伊战争中被毒箭射中脚踝而丧命。现引申为致命的弱点、要害。——译者注

物学的进展有效地为制药公司的商业开发开启了新路线。

然而，除了科学的进步，传统的新药研发过程很大程度上也依赖于商业市场，因为市场对于公司能否收回巨额前期投资成本至关重要。这种商业药物的开发过程之所以适用于瑞乐沙，并且进行得如此顺利，很大程度上是因为流感的确存在一个有利可图的市场。但是，这个商业市场与流感大流行无关，而是与季节性流感紧密关联的——它刺激了神经氨酸酶抑制剂药物的诞生。也就是说，最开始，各大公司感兴趣的主要是瑞乐沙的商业潜力——作为神经氨酸酶抑制剂药物被用于应对季节性流感，而每年全世界成千上万人患季节性流感。由此我们可以发现，神经氨酸酶抑制剂作为 MCM 产品，纯属意外。它是在解决季节性流感问题所进行的非常传统的商业开发过程中，机缘巧合地衍生出来的副产品。

此外，如果没有这个相当大的季节性流感市场，而仅仅从应对流感大流行的威胁出发，神经氨酸酶抑制剂似乎根本不太可能被商业开发。就其本身来说，流感大流行市场充满着不确定性和难预测性，因此无法准确判断前期可能需要的巨额商业投资是否合理。没有人确切知道这样的大流行是否会发生，何时会发生，或者即使发生了，它到底会是什么样子。这也是传统的商业药物开发模式不太适用于一般 MCM 产品研发的主要原因。商业药物开发依靠市场，但对于大多数其他健康安全威胁来说，却没有一个像流感一样的商业市场。流感算是一个特例。没有有利可图的商业市场，大多数制药公司根本无法在健康安全领域捕捉到足够的商业潜力。到底应该优先开发哪些 MCM 产品？面对这样的问题，制药公司往往无法做出精确的决策。因此在 MCM 产品领域，传统的商业制药研发的政治经济模式受到了极大的扰乱。

神经氨酸酶抑制剂得以诞生的一些早期经验显示，从一开始，任何希望开发新MCM产品的政府将面临两个相当可怕的、极具普遍性的挑战：首先，在成功开发出任何新的MCM产品之前，需要攻克一些**科学**难关；其次，除非政府能找到其他方法促使制药公司承担新MCM产品相关的商业开发成本，否则就将面临重大的**经济**挑战。

流感大流行的威胁

大多数人都是在流感大流行暴发的背景下，第一次听闻诸如达菲和瑞乐沙这样的神经氨酸酶抑制剂的。在H5N1和H1N1人类致命病例全球大暴发期间，人们或许在铺天盖地的媒体报道中听说了这些药物；人们或许曾看到过这样的报道，各国政府花费数十亿美元的巨资，接二连三地竞相建立大规模的药物储备；又或许在2009—2010年H1N1大流行期间，在政府的敦促下，数百万民众服用了抗病毒药物。无论哪种情况，神经氨酸酶抑制剂都是作为抗击流感大流行的MCM产品步入人们视野的。

那么流感大流行到底是什么？流感大流行是一种由新的流感病毒在全球范围内传播并导致大量人口感染的流行病。流感病毒在自然界不断传播，有许多自然宿主。除了人类，流感病毒还会感染猪、鸭、鸡、雪貂，甚至马。事实上，流感病毒最早是在猪身上分离出的（1931年）。大约20年后，水禽被确定为流感病毒的自然宿主（Klenk，2012）。流感病毒导致的人类感染，则往往以呼吸道症状为首发表现。

从人类健康的角度来看，流感病毒最重要的特征大概是它们固有的遗传不稳定性。许多同样导致人类患病的其他病毒，如麻疹、腮腺炎、天花病毒，在遗传上都是相对稳定的，只要人们接种疫苗、体内产生抗体，就能对这些病毒维持长久的免疫力。相比之下，流感病毒有相当高的变异率，在传播的过程中不断变化（Klenk，2012）。这让流感病毒变得像难以瞄准的移动靶标。

新流感病毒的出现有两种方式：抗原**漂移**和抗原**转变**。抗原漂移是更加循序渐进的过程。它通常是流感病毒每年季节性进化的幕后推手。这个过程与病毒蛋白结构的细微变化相关（Varghese，1983：35）。相比之下，抗原转变是一个更加显著和突发的重组过程。整个基因片段都可以被替换，从而潜在地增加人类对于新病毒的易感性（MacKellar，2007：431）。这种重组事件也可能发生在对人流感病毒和禽流感病毒都敏感的动物（比如猪）体内，如此一来，这些动物就成为病毒重组事件发生的混合载体（MacKellar，2007：431-432）。

当大量全新流感病毒波及人类时，新的大流行则可能出现。20世纪至少发生了三次不同的大流行：1918—1919年西班牙流感造成全球2 000余万人死亡，也有专家认为死亡人数可能高达5 000万（CDC，2005）；随后在1957年和1968年分别发生了死亡人数相对较少、程度相对较轻的两次流感大流行，估计各造成了100万人死亡（MacKellar，2007：431）。对1918年H1N1病毒进一步分析之后，人们现在认为，1918年大流行是由禽流感病毒引起的，该病毒很可能没有先通过中间动物宿主就适应了人类，而1957年（H2N2）

和 1968 年（H3N2）的大流行可能是由遗传物质重组（位移）引起的。历史学家们还发现 19 世纪也出现过流感全球流行（大流行），如 1889—1893 年的俄罗斯流感（Laver and Garman，2002：1309）。流感大流行在历史上反复出现。

流感大流行不定期地复现，不禁使专家们相信，新的流感大流行每隔数十年就会暴发一次，但确切时间和流行范围根本无法精准预测。流感大流行一旦发生，通常比季节性流感具有更高的发病率。发病率指出现临床感染症状的人数。例如 1918—1919 年和 1957—1958 年美国流感大流行发病率均约 25%，相比之下，普通的季节性流感发病率约为 10%（MacKellar，2007：430-431）。发病率升高也会大大增加疾病负担和死亡率，并可能造成更广泛的社会影响和经济破坏。

流感大流行和季节性流感的区别不止如此。举例来讲，流感大流行可能在一年的任何时间出现，可以多次出现，可以影响任何年龄段的人群而不仅仅主要是老人或者儿童。除了直接致死和致病影响，流感大流行还会带来更广泛的经济和社会破坏。它会波及旅游、贸易、关键基础设施建设，甚至导致学校关闭等。为什么识别致命的新型流感病毒感染的工作会得到如此广泛的国际关注？因为它标志着下一次人流感大流行的开始。

正是出于对大流行的担忧，公共卫生官员在 1997 年对中国香港出现新的人感染高致病性禽流感病毒（H5N1）的情况发出警告（*MMWR Weekly*，1997）。那时候 H5N1 病毒杀死了成千上万只鸟，也同时感染了与之密切接触的人类。这是已知的第一次人类感染这种禽流感 H5N1 病毒（WHO，2011b）。尽管官方报道的人类感染病例数量相当少（总共18例），但是其中的6例都是致命性的，意味着这次病毒致死率相对较高。另外，由于上一次流感大流行发生在几十年前，专家们开始担心，这可能是一场即将到来的新人类流感大流行的开端。中国香港政府很快采取了控制措施，疫情在暴发之初得到了控制。之后的几年里，一切也都归于平静。

然而，新的人类感染致死性H5N1病毒疫情2003年在中国香港突然再次出现。这一次，有新闻报道，人类感染病例大量传播到东南亚和其他地区。随着H5N1病毒以惊人的速度传播，各国开始起草更全面更广泛的流行病防备计划。WHO警告称，一个新的大流行性疾病如果感染全世界大约25%的人口，那么就会有超过15亿的人患病（按过往的大流行数据推算得出），并且疾病传播速度和死亡人数的迅速增加，会引发广泛而严重的社会混乱（WHO，2007：47）。美国CDC同样警告，在没有控制措施（疫苗或药物）的情况下，一个中等程度的大流行性疾病就能给美国带来8.9万~20.7万人死亡，31.4万~73.4万人住院，180万~420万新增门诊人次，200万~470万人生病。它进一步警告了对经济的影响：15%~35%的人群受疫情波及，经济损失可能达到713亿~1 665亿美元（CDC，2005）。

面对这样的恐怖场景，各国政府开始为应对潜在灾难性的新的人类流感大流行做积极准备。如何应对流感大流行的威胁迅速上升到政府议程的首位问题，甚至被好几个国家列为国家安全战略新挑战。各地开展了高水平的模拟演习，以测试跨政府合作的防备水平。针对流感大流行的新政府战略也逐渐出台。国际外交倡议也在大规模展开，许多地区和国际组织高层对这一威胁进行了广泛讨论。

"大流行防备"已然成为许多人心目中新的时政热点。如果流感大流行真的来临，那确乎是全球性健康威胁。步入 21 世纪，各国政府正在为更好地保护其民众免受这种威胁而积极努力。

如何应对？为下一次大流行做准备

各国政府可以采取哪些措施来加强对民众的保护，使其免受这一潜伏在家门口的威胁呢？如果致命的 H5N1 病毒进一步演化，变得更易在人与人之间传播，世界各国政府将面临严峻的挑战。当然，应对办法之一就是采用传统的公共卫生干预措施，比如强调个人卫生、分发口罩、实施隔离、实行旅行限制、禁止大型集会等等。各国政府还就如何采取这些措施商议了方案，对可能产生的效果进行了模拟实验。但面对病毒的高传染性，这样的行动真的能够阻止一场迅速发展的大流行吗？抑或至少能将暴发拖延一段时间？世界上有如此多人口密度高的城市，国际贸易中涉及的牲畜和人员流动数量如此巨大，即便在理想状态下，疫情暴发可能都难以控制。毫无疑问，如果政府储备有药品或疫苗，则更加安全和可靠。

那么针对流感，一定存在安全有效的药物干预，使政府为大流行防备计划进行有效部署。毕竟在过去的一个世纪里，医学和药理学取得了很大的进步，许多新药得以开发。例如自 20 世纪 20 年代末以来，就有 80 多种治疗细菌感染的不同抗生素逐渐得以开发和采用。然而，应对流感的治疗背景却大相径庭，可供选择的医疗方案实际上比人们想象的要少得多。

原因之一是引起流感的是病毒，而不是细菌。病毒在物理结构上往往比细菌小得多。它们在人体细胞内复制，这使得药物更难以找到它们的靶点，尤其是在不破坏宿主细胞的情况下。实际上在20世纪60年代才获得第一种抗病毒药，而在其后的25年间仅仅开发了4种新型抗病毒药（Dolan and Moukheibe，2003）。直到艾滋病大流行，抗病毒药物的研发状况才发生了根本改变，在短短15年里研发出23种新药（Dolan and Moukheibe，2003）。因此，即使到现在，开发安全有效的抗流感病毒药物也极具挑战性。

为什么抗病毒药物的研发这么困难？这一挑战与人体对流感病毒的反应机制有关。当人体受到一种新微生物攻击时，免疫系统通常会产生特殊的细胞来消灭它。这一机制的缺点在于特殊细胞的产生有一个过程，需要时间。在此期间，感染可能已经发展起来并引起一系列令人不快的症状。但它也有好处，一旦这一过程结束，机体就能具备自我保护能力，将抵御未来同一种病毒的入侵。这是因为再次遇到同样的病毒，机体能够更快地产生正确的抗体。这也是人们通常在幼年患过一次麻疹之后不会再患的原因。最重要的是，人们可以使用预防性疫苗，在感染之前抢先一步刺激机体产生相关抗体。一旦相应的病毒进入人体，免疫系统就会识别出病原体，并在它造成严重伤害之前将其消灭。

然而当涉及流感时，事情就不那么简单了。因为流感病毒不断变异，病毒的表面一年一个样（Schneider，2001）。这意味着免疫系统不能识别和有效地对抗新的感染。其结果是，流感感染过程一再地重新发生，导致世界各地年复一年地反复出现季节性流感。从人类免疫系统的角度来看，流感病毒是变幻莫测的靶子，使得免疫系统束手无策。显而易见，这是一个更加复杂的挑战。

这也使得我们很难对流感使用医疗干预。正如我们刚才看到的，疫苗通常是通过预先刺激人体免疫系统（促使它产生新的抗体）来发挥作用。这意味着疫苗必须对病毒有针对性才能有效。然而，由于流感病毒一年四季变化无常，时下正在流行的流感病毒毒株可能与眼下正在广泛推行的流感疫苗风马牛不相及。在这种情况下，后者不会提供太多保护。面对瞬息万变的流感病毒，很难准确预测在下一个流感季节，众多时下流行的毒株中的哪一株会成为主流。最重要的是，疫苗制造商需要相当长的时间（横跨数月）才能大规模生产季节性流感疫苗。

目前，流感专家力所能及的事情，就是对下一个流感季的主流流感病毒进行专业预测。这种预测每年进行两次，一次在北半球，另一次在南半球。为下一种疫苗筛选"正确"病毒的过程可以说是科学和艺术的完美结合。根据这些建议，疫苗制造商随即开始大规模生产疫苗，以确保在流感季节及时供应。季节性流感疫苗接种效果时好时坏，这取决于最终发生的季节性流感病毒与疫苗有多匹配。然而，无论如何，这是一个每年都必须重复的工作，也是一个笨拙而昂贵的方法，所以，许多人宁愿不接种疫苗。故此，流感病毒不断变化的特性，使得医疗干预手段变得极其复杂。

流感大流行又会使所有这些问题更加严重。显然，我们不可能事先确切知道新流感大流行病毒的具体形态，这使得在流感大流行暴发*之前*开发有效的预防疫苗极其困难。虽然已经开发了一些季节性流感疫苗，但是流感大流行的这种不确定性就给基于疫苗的人群保护策略带来了巨大障碍。毕竟，在不知道病毒长什么模样的情况下，怎么能研制出预防它的疫苗呢？

那么，为什么各国政府不能等新的流感大流行病毒出现之后，再迅速大规模有针对性地生产新疫苗呢？症结就在于大规模疫苗生产需要很长的前置时间。在目前的疫苗生产模式下，大规模生产一种新疫苗需要 6 至 9 个月的时间，而且还是在生产过程一切顺利的情况下。按照传统，流感疫苗是在鸡蛋中培养的，也可能鸡蛋不够，无法满足疫苗生产的需求。与新毒株完全匹配的流感疫苗可能需要几个月，甚至可能需要一年才能投入使用。与此同时，各国将不得不在没有可用疫苗保护其民众的情况下，忍受流感大流行的全面影响长达数月之久。

还有另一个症结。上述情况讲述的是自己拥有疫苗生产基地的国家。然而，世界上大多数国家甚至都没有本土的疫苗生产能力。就算最终获得了流感大流行的疫苗，数量也不足以满足全球的需求。这将进而引发全球疫苗可及性不平等，世界上不能获得疫苗保护的那部分人面对致命病毒只能听天由命，这是一个噩梦般的人道主义灾难。因此，依赖疫苗来保护民众免受流感大流行的威胁，需要付出巨大努力，要做的工作还有很多，包括弄清新疫苗潜在作用机制、攻克新疫苗开发的技术难关，以及突破当前国际政治经济条件下疫苗生产的限制等。

流感大流行会给各国政府带来相当难堪和棘手的政治局面，在等待特异性疫苗慢慢问世之前，只能眼睁睁看着病毒任意肆虐好几个月，即便国家具备疫苗生产能力，或者至少能够从其他国家地区购买到疫苗。新的流感大流行暴发时，政府无能为力，唯有等待，这种长时间的耽搁可能使社会、经济、政治和公共卫生遭受灾难性的打击。在此期间，政府还将面临政治风险，可能被指责在保护民众福祉的核心职责上失能,甚至失职。与此同时,这种病毒无时无刻不在对人类健康和社会经济造成巨大的破坏。这显然不是各国政府或其民众所希望看到的。

那么,除了疫苗,有没有其他药物干预措施可供选择呢?除此之外唯一的选择就是抗病毒药物。与疫苗不同,抗病毒药物不是在感染前启动人体免疫系统来对抗特定病毒,而是设法阻断病毒在人体内复制的过程,从而为人类免疫系统发挥作用争取宝贵的时间。因此,抗病毒药物是一种与疫苗截然不同的干预策略。

然而,要依赖抗病毒药物,问题在于,市场上的抗流感病毒药物种类屈指可数,值得一提的是金刚烷胺和金刚乙胺。这两种药物研发于20世纪60年代,属于第一类抗流感病毒药物。表面上看,它们可能比疫苗更有吸引力。例如,它们的一个显著特点是有很广的抗病毒谱——不像疫苗那样必须要有病毒特异性。然而事实上,从临床角度来看,这些早期抗流感病毒药物的疗效不太显著,还会带来某些副作用,并且病毒常常会迅速地对其产生耐药性(Schneider,2001;von Itzstein,2007:967)。在流感大流行暴发期间,如果各国政府依赖于大量使用抗病毒药物,很可能会出现大问题。

于是,对流感大流行进行药物干预的最终结果是,即使21世纪医学取得了很多的进步,最有效的、最能满足人们即刻预期的MCM产品都只能做到缓解症状。许多国家已经在大量出售此类非处方药。这些药物可能会缓解一些流感不悦症状,让人自我感觉有所好转,但它们实际上并不能对抗潜在的病毒感染。仔细想想,不管是对于患者还是对于想要保护民众健康的政府来说,要抵抗专家们预测未来最终会出现的流感大流行,这都不是个出色且让人放心的解决方案。

那么,在缺乏药物干预的情况下,政府的唯一的选择就是依靠相对传统的公共卫生措施。这些措施主要是通过限制人员流动,来减少病毒在人与人之间传播,具体包括封闭学校、取消公共活动、隔离、机场体温检查等等。然而这些措施也有一系列缺点。它们在政治上往往不受待见,因为关涉公民的行动自由。另外,实施效果也无法确定。这些措施将导致许多社会活动(如贸易、旅游、教育等)的停滞,从而损伤民众整体福利。这样做最终可能会挽救生命,但从经济和社会角度来看,这些干预措施几乎与流感大流行一样糟糕,会造成巨大的社会经济混乱。简而言之,这种"解药"不比"毒药"好多少。所以,在面对流感大流行的威胁时,即使政府希望有效地保护民众,也几乎没有什么好的对策可以选择。

新的分子曙光:神经氨酸酶抑制剂的科学诞生

直到20世纪90年代,随着第二代抗病毒药物神经氨酸酶抑制剂的研发,治疗才有了一点起色。对病毒复制的分子机制的深入研究,使新一代抗病毒药物的研发成为可能。在1933年分离出第一株人流感病毒之后,科学家们开始认识到病毒不能自我复制。它们首先必须入侵别的细胞,接着"绑架"这些细胞来复制更多新病毒。新合成的病毒紧接着会脱离宿主细胞,脱离过程中宿主细胞遭到破坏。一旦脱离,新病毒同样会去感染更多的细胞,不断重复上述的复制过程,最终导致机体表现出疾病症状(Schneider, 2001)。

在20世纪，科学家们逐渐认识了流感如何在人体内发展的整个分子机制。其中一位名叫乔治·赫斯特（George Hirst）的科学家，目前被一致推崇为分子病毒学的先驱者。赫斯特20世纪40年代在纽约著名的洛克菲勒研究所工作时，他怀疑流感病毒中有一种关键的酶能够破坏宿主细胞（Laver等，2000：180）。这一假说非常关键，并且在随后得到证实——这种叫作神经氨酸酶的酶的确存在。当新形成的病毒脱离宿主细胞时，会被一种叫作唾液酸的黏性物质黏附在宿主细胞表面。而要摆脱黏附，则关键靠神经氨酸酶的作用。打个比方，神经氨酸酶就像一把剪刀，分离新形成的病毒和与它黏附的宿主细胞，使病毒得以感染更多的细胞，从而带来大范围的感染。就算不知道这些，大多数读者可能也早已熟悉这种酶，因为在国际病毒分类命名体系中的N代表该酶，N这个代号广泛出现在科研文献与媒体报道中，如H5N1，H1N1，H7N9等（其中的H代表另一种叫作血凝素的病毒表面蛋白，该蛋白允许病毒黏附于呼吸道上皮细胞）。

那么，如果这种关键的神经氨酸酶无法正常工作，流感病毒会如何变化？在这种情况下，新的病毒不会被破坏，但是它们会被困在宿主细胞的表面，无法有效释放。一旦被困住，它们就不能轻易侵犯别的细胞，进而无法对机体造成更广泛更严重的感染。因此，如果能通过一种药物方式干扰或阻断关键的神经氨酸酶发挥作用，至少在理论上，是新型的抗病毒药令人兴奋的切入点。

随着神经氨酸酶的精确分子结构首次被破译，这种非常有吸引力的设想在20世纪70—80年代向着现实迈进了一大步。澳大利亚科学家格雷姆·拉威尔（Graeme Laver）教授发现了使用离心机快速旋转将神经氨酸酶转化为晶体形式的方法。当时拉威尔教授在位于堪培拉的澳大利亚国立大学工作。他承认，发现这种晶体形式的神经氨酸酶在很大程度上纯属偶然。他在一封给他学生的邮件中，回顾了 1977 年 3 月，在从欧洲返回澳大利亚的飞行途中，晶体化神经氨酸酶想法诞生的全过程。他很坚定地认为这个发现完全是"纯粹的运气而非故意为之"（Laver, n.d.）。实际上，拉威尔教授最开始并不知道拿这些全新的晶体怎么办。他也没有预料到晶体形态而非正常形态的神经氨酸酶将迅速开启科学研究新天地。

随后，拉威尔认识了彼得·科尔曼（Peter Colman），后者在位于墨尔本隶属于澳大利亚联邦科学与工业研究组织（Commonwealth Scientific and Industrial Research Organization，简称 CSIRO）蛋白化学分部工作。当时许多科学家开始利用一种叫作 X 光散射技术的新方法来探索生物分子的精确化学结构。但这种方法能够有效运行的前提是，首先需要将目标研究物质晶体化。随后，用 X 射线照射晶体，得到散射图像结果，并进行分析，就可以得到原子和分子的相对位置。多亏拉威尔的晶体，科尔曼可以利用这个技术破解神经氨酸酶的分子结构。他做到了，并且将其结果发表在 1983 年的《自然》杂志上（Varghese 等，1983）。因此，直到 1983 年，科学家们才在历史上首次破解了神经氨酸酶的分子结构，搞清楚了分子内成千上万个原子的排列状况。

破解精确分子结构还带来了另一项重大发现，甚至可以说是最关键的发现。不同的流感病毒的神经氨酸酶表面类型也不同，但科学家们找到了一个在绝大多数病毒上都保持不变的关键位点——一个深裂缝或者说口袋状空腔。这听起来可能有些复杂，但这个静止位点可以有效成为流感病毒的"阿喀琉斯之踵"。如果这个位点保持稳定,就算流感病毒不断变化,它也能成为新药的重要靶点(Schneider,2001;Webster,2010:230)。基于准确分子结构的新认识,就可以更理性地开展药物设计,专门设计一种新的合成分子来作用于新靶点(Laver and Garman,2002:1312)。对分子结构和流感感染过程的进一步认识,突然间为可能的药物治疗开启了新大门。

为了进一步推进项目,拉威尔和他的同事紧接着在澳大利亚建立了叫作 Biota Holdings 的生物技术公司。由于联邦科学与工业研究组织和他们所在的大学没有能够支撑新药商业研发的资金,因此 Biota Holdings 购买了他们的专利,筹集资金,与马克·冯·伊兹斯坦(Mark von Itzstein)一起在莫纳什大学维多利亚药剂学院合作研究针对该位点的药物(O'Neill,1989)。冯·伊兹斯坦带领他的团队对该位点展开研究,通过计算机模拟设计能够"插入"该位点的新分子(Jack,2006)。事实上,世界上第一代神经氨酸酶抑制剂就是这样诞生的。冯·伊兹斯坦于 1993 年在声望很高的科学杂志《自然》上发表了这个令人兴奋的发现。这很可能成为一个重大突破。

但要说明的是,就算新分子如愿以偿发挥疗效,它也不能真正治愈流感患者,甚至不能消灭患者体内的病毒。因为它的作用就是抑制病毒在人体内的复制过程。理论上来讲,只要在感染早期开始治疗,它就会为人体自然的免疫应答赢得时间。它有望成为流感的治疗方面的重大进展。拉威尔制作了晶体;科尔曼破解了分子结构并发现了位点;冯·伊兹斯坦制造了新药物。因为这个重要进展,以上三位学者共同获得了 1996 年的 Australia Prize①。至少在理论上，神经氨酸酶做到了人类进化以来自身没有完成的事——将病毒阻断在复制阶段。一系列的科学突破终于开启了保护人类免受病毒攻击的新篇章。

站在致力于保护民众免受流感大流行威胁的政府的角度，也不难看到这种新抗病毒药物潜在的吸引力。这种新药为使用药物来应对流感威胁找到了一个全新的方向。重要的是，这种药物不需要像疫苗一样有病毒特异性才能起效。因为科学家们发现了稳定位点，神经氨酸酶抑制剂很可能对各种病毒都发挥作用，包括未来可能引起大流行的新病毒。这意味着新的流感大流行一旦出现，神经氨酸酶抑制剂可能立马就能够投入治疗使用，相比之下，研发疫苗需要数月的前置时间。如果储存数量足够、使用便捷，神经氨酸酶抑制剂就可以被用作抵抗流感大流行的一线药物，为政府争取宝贵的时间来铺开疫苗接种。因此，神经氨酸酶抑制剂能够预先为政府提供迅速应对流感大流行的药物对策，不必坐等疫苗数月，也不必过多地诉诸公共卫生策略。不过，在所有上述可能的好处变为现实之前，首先还需要进行许多商业药物开发工作。

从实验室到临床：季节性流感市场的利益诱惑

不论是多么巧妙的科学发现，把一个前途无量的备选药物从实

---

① 原文如此。疑为澳大利亚卓越药物设计奖（Australia prize for excellence in pharmaceutical design），参考 CSIRO（澳大利亚联邦科学与工业研究组织）网站上科尔曼（Peter Malcolm Colman）的简历。http：//csiropedia.csiro.au/colman_peter_malcolm/——编者注

验室带到临床都是一个复杂又昂贵的过程。这包括实施大规模的临床试验、申请监管批准、建设商业生产设备、完善市场策略等等。整个过程必须借助专业人员和足够的资金的支持，才能承担背后巨大的商业风险。很显然 Biota Holdings 做不到。作为一个新成立的生物技术小公司，它既不具备技能，又没有资金和经验来独自完成这一切。为了将"新分子"推入下一个商业开发阶段，公司必须借助更大并且有更丰富经验的药业公司。

幸运的是，Biota Holdings 找到了对他们的研究感兴趣的公司，并于 1990 年将新化合物授权给了英国的制药公司葛兰素·威康（Glaxo Wellcome）。作为一家信誉卓越的大型制药企业，葛兰素·威康在药物商业化方面拥有 Biota Holdings 缺乏的资金和经验。在 1999 年接受澳大利亚广播电台关于神经氨酸酶抑制剂的采访中，拉威尔称找到这个合作伙伴至关重要，"你无法相信在找到一家大公司接手之前，我们吃了多少闭门羹。有了第一家之后，所有其他大公司蜂拥而至"（Laver，1999）。当被问到把这个化合物的使用许可交给一家英国公司而不是澳大利亚的公司是否感到意外时，拉威尔如实地回答道："意外？……不，因为我们知道这才是有效的方法，并且那边有更大的市场来支撑药物研发，把它们从实验室带到临床试验再到社区需要数亿美元，而我认为澳大利亚还没有哪家公司大到能够承担这一切。"（Laver，1999）

事后证明，葛兰素·威康接手候选新药的决策十分关键，对于成果转化、产品生产，最终在抗击流感大流行时施用于患者并进入政府储备，都十分重要。Biota Holdings 凭自身的能力无法单独完成这项任务。没有葛兰素·威康这样的队友，这个候选新药很有可能就被搁置一边，任其停滞不前甚至无疾而终。它会作为一个值得赞誉的科学发现被历史铭记，却不会再有下文。葛兰素·威康的决定瞬间改变了这一切。

那么葛兰素·威康为什么决定开发这一药物呢？公司这样做主要是基于相当传统的商业考量。事实上，当时的决定几乎没有任何出于抗击流感大流行的健康安全考虑，而是企业看到了季节性流感相当有利可图的市场。为什么是季节性流感？对一般人来说，与幽灵般的流感大流行相比，季节性流感看起来根本不像是特别重要的公共卫生问题，似乎不值得旨在寻求高回报重磅级药物的制药公司如此关注。季节性流感的症状，包括发烧、咳嗽、咽痛、乏力和头痛等，的确令人不太舒适，但对于健康成人来说，季节性流感通常也是能够自愈的。不采取任何治疗措施的情况下，通常病程也就一到两周之间。因此，人们不禁要问，为什么大型制药公司要将巨额资金投入一种季节性流感的新药？更何况目前还有如此多现成的用于缓解流感症状的非处方药？

事实上，季节性流感比上面的简单描述要复杂一些。即使它不构成生命威胁，其症状也令人相当不爽，许多人可能愿意每年花重金购买各种缓解季节性流感症状的药物。对于任何能够开发有效、安全、易服用药物的公司来说，这一市场蕴含着巨大的商机。在各公司开发神经氨酸酶抑制剂期间，据估计每年在世界主要的制药市场，比如美国、日本和欧洲，大约有 1 亿人患季节性流感（Schneider，2001）。那些有足够可支配收入的民众会愿意购买新药物来预防季节性流感的症状。这是一个潜在的极具吸引力的商业市场。

每年大量民众受季节性流感影响，这也为新药提供了额外的公共卫生市场。每年季节性流感感染的人群数量和规模给世界各地带来了巨大的公共卫生和经济负担。根据美国 CDC 估计，美国每年平均有 5%~20% 的民众患季节性流感，导致超过 20 万的季节性流感相关并发症的住院病例（CDC，2012）。找到一个潜在的治疗季节性流感新方案已经被纳入政府的卫生政策。毕竟，正是由于这种负担，许多政府已在为大众提供季节性流感疫苗。当一种新的抗病毒药物有望开发重要的公共卫生市场时，这进一步拓展了商机。

最后很关键的一点是，季节性流感可能致死——尤其是对于携带其他健康危险因素的人群。这些危险人群包括老人、小孩、孕妇以及有其他潜在疾病的患者。1976—2006 年间，根据季节性流感季的严重程度，每年季节性流感相关死亡人数在 3 000~49 000 不等（CDC，2012）。因此，可以合理地设想，如果一种新的抗病毒药物可帮助像居住在养老院这些地方的老年人进行疾病预防，这又意味着另一个商业市场。

考虑上述所有可能性，就可以看到一个相当巨大、利润丰厚并且不断反复出现的商业市场，民众和机构会都心甘情愿为一种新的治疗方案买单。正是这个每年影响数百万人的常见病带来的可预测且潜在利润丰厚的商业市场，最终吸引了像葛兰素·威康这样的药业巨头进入这个竞技场，并投入巨额的资金和技术将 Biota Holdings 的研究成果发展壮大。因此，这个分子发现才得以进一步发展，转化为可获得监管批准的、可以用于开处方的新药物。这种药物最终命名为瑞乐沙（Relenza），也是注册商品名，据称是来自"缓解"（RELief）和"流感"（influENZA）两个词的组合（Gardield，

2009)。所有这一切也意味着,世界上第一代神经氨酸酶抑制剂诞生的主要驱动因素,不是流感大流行,而是季节性流感。仔细观察也会发现,神经氨酸酶抑制剂成为 MCM 产品纯属偶然,很大程度上是在应对季节性流感的传统商业制药过程中的意外收获。

MCM 产品的市场在哪里?

世界上第一种神经氨酸酶抑制剂主要是为季节性流感,而非流感大流行研制的,这一事实对于开发新 MCM 产品具有重要意义。这表明驱动药物开发往往是严格的商业逻辑,而不是安全逻辑。政府通常希望获得新 MCM 产品,以更好地保护民众和经济免受一系列如流感大流行这样的生物威胁。然而,大多数药物开发是由大型制药公司进行的,他们更多地是考虑商业利益且受市场的驱动。事实上,我们刚刚看到,一家大型制药公司之所以研发像瑞乐沙这样的神经氨酸酶抑制剂,仅仅是因为季节性流感有相当大的商业市场。换句话说,我们现在之所以拥有了一些抵御流感大流行的 MCM 产品(即神经氨酸酶抑制剂),很大程度上是历史的偶然事件。

然而,如果这是真的,另一个问题马上就出现了:如果没有季节性流感的平行商业市场,这种令人振奋的新分子化合物会出现什么结构?像葛兰素·威康这样的大型制药公司还会仅仅因为流感大流行的威胁而主动承担商业风险吗?这种与事实相反的情形是难以预测的,看起来也确实不太可能。流感大流行的威胁本身的不可预料性和扩散性,决定了商业投资的合理性难以保证。正如当时作为欧洲疾病预防与控制中心(European Centre of Disease Prevention and

Control，简称 ECDC）流感项目负责人的安格斯·尼克尔（Angus Nicoll）所说的那样，当谈到流感大流行，我们"不知道它会在什么时候发生，从哪里开始，或者会发展成什么样子"（Nicoll and Sprenger，2011：191）。在如此高的不确定性下，很难建立起一个有说服力的商业模式。

这种复杂的不确定性，同样存在于其他健康威胁。例如生化恐怖袭击，同样有极高的不确定性和不可预测性。袭击什么时候发生？对方会用什么样的武器？多少人可能受到波及？所有这些不确定性使得开展切实可行的、耗资巨大的新 MCM 产品开发变得十分艰难。对于一家在激烈竞争中求生存、有大批股东需要讨好的商业药物公司，针对一个不知道**什么时候**出现，**会不会**出现，甚至就算出现了，也不知道到底会影响**多少**人或者影响**哪些**人的健康威胁来设计、开发商品，究竟有多大的现实意义呢？总的来说，对于一个出现率极低且不确定性极高的健康威胁，生产与之对应的全新 MCM 产品代价实在太高。不管从哪方面看，MCM 产品市场都是和大多数商业运营的药物公司开发新药的利益导向相背离的。

因此，从传统药物开发过渡到 MCM 产品的开发，势必会打破药物开发的商业平衡。适用于流感（纯属偶然）的药物开发的传统政治经济模式，不太可能适用于大多数其他的健康安全威胁。许多其他的生物威胁并不像流感那样有平行的商业市场来推动昂贵的开发过程。MCM 产品极大地扰动了传统的政治经济，尤其是在目前几乎所有药物开发都由大型商业药物公司包揽的情况下，没人知道谁会承担起推动 MCM 产品开发的责任。

政府和制药公司之间开始出现一条鸿沟。一方面，政府对药物防御的政治需求在不断增加；另一方面，制药公司却找不到开发这类产品的商业动力。这种差别同样解释了为什么在现实情况下，政府如此难以说服制药公司（尤其是商业巨头们）更加积极地参与到 MCM 产品研发中去。政府开发新 MCM 产品的强烈意愿并不能和大型药物公司的开发兴趣相契合，并且很多药物公司根本就在避免涉足 MCM 产品这一领域。最终，政府不得不面对一个旷日持久的经济学挑战，即如何说服商业运作的药物公司在根本没有潜在商业市场的前提下参与研发新 MCM 产品。

回顾神经氨酸酶抑制剂的早期研发历程，我们已经看到了新 MCM 产品开发过程中两个普遍存在的重大挑战，它们恐怕也是所有挑战中最棘手的两个。第一个是**科学**的挑战。和许多新药研发一样，完成一个新 MCM 产品的设计必须攻克大量的科学难题。在流感这一案例中，对流感病毒复制分子机制的深入研究揭示了流感病毒表面蛋白突变并可能导致未来新的大流行威胁的方式。后续对于其中一些表面蛋白分子结构的破译（尤其是神经氨酸酶）使得新药作用靶点得以发现，最终将其设计为药物干扰病毒复制的关键位点。即使在这个阶段，瑞乐沙的研发过程也经历了一系列挫折，最终的发现很大程度上是机缘巧合。研发新药的过程不论在科学还是技术层面都如此困难，以至于许多候选药物从未看到希望之光。阿斯利康公司（Astra-Zeneca）副总裁兼感染部门医疗官约翰·瑞克斯（John Rex）直截了当地说："失败，是绝大多数新药和研发中的药物的归宿。"（Wizemann 等，2010：18）

在一种极具希望的候选新药上市之前，还有许多节点可能让它前功尽弃。衡量药物开发成败通常有三个重要因素，有效性（药物最终能否达到预期效果),安全性(超过三分之二的药物败在此处)以及经济性(包括上市前的投资,上市后的利润)(Wizemann 等,2010:5)。因此,新药开发的科学挑战不容忽视。两位业内专家解释道:"我们长时间地开展研究,花费巨额资金,却鲜有斩获,并不是因为我们不够努力,不是因为我们'愚蠢',而是因为要找到有效又安全的新药实在太难了。"(Bartfai and Lees,2006:15)未来对新 MCM 产品开发的期望,必须向现实中潜在的问题低头。MCM 产品的开发很可能变成一项漫长、充满痛苦与挫折的事业。这同样意味着,目前在许多国家和地区,不会选择研发新 MCM 产品来应对危机(Cole,2013:27)。

如此一来,政府可以采用一种长期的策略,即投资与 MCM 产品相关的科学研究。分子生物学在神经氨酸酶抑制剂的发现过程中扮演了重要角色,使人们完善了对病毒复制分子原理的认识,使研究人员破解了病毒表面的关键物质结构,并发现了可以作为新药干扰靶点的位点。由此可见,在科学上的公共投资同样可以带来其他的重大发现,从而为新的药物和疫苗开发夯实基础,尽管可能投入和产出不成线性关系,或者不如预期。从长远来说,要想在 MCM 产品开发方面有所作为,政府至少可以采取一个更长期的策略,如支持基础科研。

除了科学挑战之外,想要推动 MCM 产品,政府还面临另一个挑战——经济障碍。新药的研发通常是完全由市场力量和逻辑决定的经济过程,也是高风险高成本的。因此,传统的商业药物研发多由私营公司承担,大都是因为他们看到了巨大的、会反复出现的、可预见的市场前景,认为巨额的投资和冒险都是值得的。这正是发生在瑞乐沙上的故事。有经验的大型制药公司决定投入经费将产品推向市场的主要原因就是季节性流感市场有利可图。正因药物开发的传统政治经济模式获得成功，瑞乐沙才得以面市。

然而，除流感大流行之外，并不是所有的健康安全威胁都存在这样的平行市场，这让制药公司难以决定如何对 MCM 产品进行商业投资。对于更常见的疾病，如糖尿病或癌症，制药公司通常都可以计算出（至少能较准确估计）需求水平、建议的价格、开发成本、市场竞争激烈程度等等（Matheny 等，2007：229）。相比之下，没有任何一家企业能够预测健康安全威胁什么时候发生，或者到底会不会发生，威胁的程度有多大，以及到底未来会不会反复出现。当一个新产品研发完成时，很有可能只有少数政府会采购，甚至只有一个。MCM 产品仅仅适用于极其少见且不可预测的安全威胁，这让制药公司研发药物背后潜在的商业平衡变得难以维持。对于绝大多数的 MCM 产品，由于不具有可替代的商业市场，传统的政治经济学原理不适用了。因此，大多数大的制药公司会选择在整个健康安全领域避害就利。所以从一开始，开发 MCM 产品就面临着科学和经济方面的双重挑战。

2. 百战百胜的药丸
——吉利德科学公司、罗氏公司以及达菲的诞生

既然瑞乐沙商业开发一帆风顺，制药公司尝试研发第二代神经氨酸酶抑制剂（也就是最终的达菲）的意义又在哪儿呢？答案涉及药物开发的另一个关键考量因素：药物的给药途径。虽然瑞乐沙是世界上第一个神经氨酸酶抑制剂，但它存在一个严重缺陷：患者必须使用相当复杂的呼吸驱动式吸入装置才能将干粉吸入肺部。可是口服药丸或胶囊对患者来说更容易。尽管瑞乐沙在商业开发上抢得先机，并很可能会率先上市，但给药途径更简单的竞争药物仍然可能迎头赶上，迅速占据市场份额。从长远来看，这种竞争药物甚至可能取代瑞乐沙，成为神经氨酸酶抑制剂市场最畅销的药品。达菲就是在这种商业博弈下应运而生的。

本章将探讨瑞乐沙直接的竞争对手达菲在科学和商业上的发展。深入了解达菲的诞生史，我们可以发现它与瑞乐沙的故事有着惊人的相似之处。首先，与瑞乐沙一样，达菲得以开发主要还是着眼于季节性流感这一利润丰厚的市场，而不是作为应对流感大流行的 MCM 产品；其次，确定病毒神经氨酸酶的精确分子结构并对其进行建模的科研能力是关键。和瑞乐沙一样，制作达菲的创新性分子最初是由一家小型生物技术公司研发出来的，即吉利德科学（Gilead Sciences）。为了进一步商业化开发，这种新型化合物随后

被授权给一家规模更大、更知名的公司,即罗氏(Roche)。不同公司采用了不同的给药途径,但两种产品(即瑞乐沙和达菲)的分子发现和药物商业开发的基本模式非常相似。

这种新型的药物开发模式表明,在新药开发的整个过程中,小型和大型制药公司分工明确。较小的公司往往专注于初始创新,而较大的公司则专注于需要巨额投资的后期开发。从政府鼓励新MCM产品开发的角度来看,这种分工具有举足轻重的作用。这意味着,在MCM产品开发方面,大型制药公司竭力回避,小公司可能更愿意成为政府的合作伙伴,因为小型制药公司通常机会成本较低,对政府帮扶资金更感兴趣,以此稳定其摇摇欲坠的财务状况,并且还可以从与政府的合作中获得其他非经济的利益。因此,希望鼓励开发新MCM产品的政府可以尝试与中小型制药公司建立更紧密的合作伙伴关系。事实上,在过去十年中,大多数政府,尤其是美国政府,在开发新MCM产品时都采用了这种策略。

然而,沿着这条主要与小公司合作的路线走下去,政府马上又遇到另一个挑战:谁来开展随后所有的后期开发工作?后期开发包括开展大规模临床试验、规划大规模生产流程、获得监管机构的批准等等,这对于成功将新化合物或分子转化为切实可行的药物来说至关重要。在传统的药物开发模式中,较小的制药公司通常不具备这后期开发所需的资源和专业知识,所以这些后期开发工作大多由较大的制药公司开展。即便政府与较小的公司成功地建立了合作伙伴关系,也必须想方设法解决这些至关重要的后期开发任务。因此,如何确保有前景的新产品不会在被业内称为"死亡之谷"的开发环节消失,如何确保后期开发成功,是开发新MCM产品过程中普遍面临的第三个主要挑战。这也就是为什么美国政府最终决定建立一个全新机构来专门帮助制药公司完成这些高级开发任务,这个机构就是 BARDA。

吉利德科学公司,迈克尔·赖尔登(Michael Riordan)和唐纳德·拉姆斯菲尔德(Donald Rumsfeld)

分子生物学的进步已经给我们带来了世界上第一个神经氨酸酶抑制剂瑞乐沙。在了解达菲的诞生之前,我们还需要知道,在 20 世纪 90 年代初,加州的风险投资生态环境复杂,生物技术初创企业井喷式涌现。本故事的主人公迈克尔·赖尔登在 1987 年成立了一家名为奥利戈根(Oligogen)的新的生物科技公司。当时,年仅 29 岁的赖尔登拥有傲人的学历,他 1984 年获得约翰斯·霍普金斯大学医学学位,1986 年获得哈佛大学工商管理硕士学位。

赖尔登成立他自己的新公司之前,是在门罗风险投资公司(Menlo Ventures)工作。这家公司因坐落在旧金山南部的门罗公园而得名。门罗风险投资公司基本运营模式是筹集资金投资于新兴的或尚处于成立初期的公司,而赖尔登的工作主要是管理公司的医疗投资。他的主要任务是利用他的科学知识和人脉来寻找新的可盈利的投资项目。在本书的采访中,他告诉我,他甚至和苹果联合创始人史蒂夫·乔布斯(Steve Jobs)探讨过计算机绘图领域的一个投资机会(Riordan,2013b)。

然而,赖尔登也怀有创业的雄心壮志,希望有朝一日能成立自己的公司。他对快速发展的核苷酸化学领域特别感兴趣,这是一个研究 DNA 和 RNA 的分子砌块领域。他花了大量时间去了解这个领域的学术带头人。他甚至在假期飞往日本，拜访在该领域取得重大进展的科学家。因为风险投资业务竞争如此激烈，赖尔登担心会有人剽窃他的想法，所以他一开始对创办新公司的想法秘而不宣。然而，当他的计划成型以后，他最终还是告知了门罗风险投资公司，甚至探讨过门罗投资这个新公司的可能性。在谈判成功后，赖尔登首先从门罗拿到了 200 万美元投资，后来还筹集了另外 1 000 万美元的投资。

赖尔登于 1987 年 6 月成立了他的新公司，但直到那年夏末他才找到合适的场所。赖尔登回忆说，他当时也是左右为难，纠结是留在旧金山湾区，还是继续南下前往圣地亚哥，圣地亚哥也是生物技术产业蓬勃发展的地方。因为他要雇用的大多数员工住在湾区，所以赖尔登最终决定将公司选址定在那里。他开始在旧金山半岛上四处寻找合适的地点，最终在凯威克斯公司（Kevex）找到了一个合适的实验室。格伦·赛博格（Glenn Seaborg）曾是凯威克斯公司的董事长，还是美国著名化学家、诺贝尔化学奖得主，曾和其他科学家共同发现了含钚在内的几种新元素。该实验室位于旧金山南部的福斯特城。选址落实后，赖尔登开始购买一些旧的实验室工作台、办公设备和其他材料来装备新公司。

赖尔登最初给他的新公司起名奥利戈根，不过这只是个暂用名。他非常想把他的新公司命名为吉利德科学公司——以一棵具有医治功效的柳树的旧址命名。赖尔登第一次知道吉利德这个名字还是他在医学院读书的时候，当时他从兰福德·威尔逊（Lanford Wilson）的戏剧《吉利德的乳香》（*Balm in Gilead*）里读到了这个名字。他解释说,"我想知道这个词的出处,便查阅了一些资料,才知道现代科学发现这种来自吉利德古老地区的柳树含有乙酰水杨酸,也就是阿司匹林。因此,吉利德的柳树提取物是名副其实的早期治疗药物之一。"(Riordan,2013a)然而,一开始,他不能使用吉利德这个名字,因为加州的一个非营利性组织已经在使用了。赖尔登若想用,必须首先确保解决商标问题。因此,他与该组织取得联系,并捐赠了1 000美元,换取了这个名字的使用权。扫清这个障碍以后,他就可以名正言顺地将新公司改名为吉利德科学公司,该名字沿用至今。至此,赖尔登已为公司找到了一个不错的地址,也拥有了理想的名字。

然而,赖尔登还需要一批优秀的科学家,他们将是公司的支柱。很快,他就组建了一支相当出色的科学家团队。当中许多人至今在科学界和商界声誉卓越。早期为该公司提供咨询的科学家包括哈罗德·瓦尔姆斯(Harold Varmus),他在成为吉利德咨询顾问一年后获得诺贝尔奖,后来还担任美国国立卫生研究院(National Institutes of Health,简称NIH)院长。另一位咨询顾问杰克·绍斯塔克(Jack Szostak),在2009年获得了诺贝尔生理学或医学奖(Riordan,2013b)。赖尔登还成功招揽了戈登·摩尔(Gorden Moore),他后来成为英特尔公司的联合创始人(Riordan,2013b)。

尽管公司有了名字、场地和高水平的科学家团队,但是赖尔登的商业模式仍然存在一个明显的短板。在公司日常运作方面,赖尔登几乎没有任何实际经验。为了弥补这一短板,赖尔登试图说服一些行业经验更丰富的人进入公司董事会。赖尔登首先邀请杜博斯·蒙哥马利(Dubose Montgomery)加入董事会,因为此前他俩曾在门罗风险投资公司共事。杜博斯·蒙哥马利同意了,并在吉利德董事会工作了10年(其中6年担任董事长)。赖尔登和杜博斯·蒙哥马利一起着手招募其他有影响力的商业人士加入公司董事会。他们接下来聘请到了本诺·施密特(Benno Schmidt),这是一位颇有影响力的律师,因创造"风险投资"一词而名声大噪。

但是,赖尔登的"猎聘名单"上最令人惊讶的人选毫无疑问是后来成为小布什政府国防部部长的唐纳德·拉姆斯菲尔德。大多数人都不知道,在担任国防部部长这个有影响力的政治角色之前,唐纳德·拉姆斯菲尔德在制药行业有着丰富的履历。他在1977—1985年间担任西乐葆(一家跨国制药公司)的首席执行官,两次(1980年和1981年)被制药业评为"杰出首席执行官"。对此,赖尔登有如下表述:

> 我招募的下一个人是唐纳德·拉姆斯菲尔德,我追踪他有一段时间了,因为他是为数不多的领导过制药公司的人之一……所以他出现在了我的猎聘名单上,我还为他单独创建了一份档案——那时是纸质文档而不是电脑文档。我找了一些朋友牵线。我不停地给他打电话,试图和他见面,最终他同意了,我飞到南加州,他在那里做演讲,那是我们第一次交谈。终于,在几个月还是半年后,我不记得具体是多久了,他同意加入我们公司。公司又增加一位大佬级人物。他还同意将一些个人资金注入公司,我记得他在接下来的那轮融资就兑现了。因此,他是第一个外部非纯投资董事。(Riordan,2013b)

赖尔登招募成功，拉姆斯菲尔德于 1988 年加入吉利德担任董事。赖尔登回忆说，他的加入有力促进了公司的对外联络工作，为公司引进了许多制药行业的高级人才（Riordan，2013b）。

除了拉姆斯菲尔德，还有其他很有政治影响力的人物供职于吉利德董事会。其中一位重要的、拥有强大政治人脉的董事会成员是乔治·舒尔茨（George P. Shultz），1996—2005 年任职，他是里根政府的前美国国务卿，也曾担任财政部部长、劳工部部长以及管理和预算办公室（Office of Management and Budget，简称 OMB）主任（Gilead Sciences，2010）。另一位是盖尔·威尔逊（Gayle Wilson），人称"加州第一夫人"，她的丈夫彼得·威尔逊（Pete Wilson）在 1991 至 1999 年担任加州州长，也曾是一名参议员（Gilead，2010b）。吉利德在吸引影响力大、人脉广泛的人物加入董事会方面成绩斐然。

即便如此，吉利德团队也并不总是能如愿以偿。有一位求而不得的著名人物就是康多莉扎·赖斯（Condoleezza Rice），尽管受到拉姆斯菲尔德亲自邀请，她也始终没有加入。档案显示，拉姆斯菲尔德曾竭尽全力说服赖斯加入董事会。例如，1998 年 11 月 9 日，拉姆斯菲尔德写信给乔治·舒尔茨：

在适当的时候，我们吉利德董事会中应有一名女性。我不知道谁会比康多莉扎·赖斯更适合了。我知道世界上每一个人都想招揽她。而且我猜想在接下来的一段时间里，她还会收到更多邀请。你为什么不和她共进一顿午餐，聊聊吉利德？吉利德就在福斯特城开董事会，而且一年只需要开四次会，这个事对她应该很有吸引力。

我认为，如果我们决定聘请她，最好在她对未来做出任何公开决定之前发出邀请。她要是做了公开决定，此后想要邀请她就得等到猴年马月。请告诉我你的想法。（Rumsfeld，1998）

拉姆斯菲尔德后来干脆直接给赖斯发了信息。1999年3月29日，他又给她写了一封信：

亲爱的康多：

你什么时候才给我打电话说，"哇，唐纳德，我很乐意加入吉利德董事会。我认为这是个好主意！那儿人才济济，又是一个很有意思的行业，恰巧就在附近，一年只开四次会，我答应了！"。

耐心等待您的回复。

唐纳德

（Rumsfeld，1999）

尽管拉姆斯菲尔德最终还是失败了，但是后来赖斯成为国务卿，以及小布什政府的国家安全顾问后，他们两人在政务方面有了密切的合作。然而，即使没有赖斯的参与，董事会也聚集了一批具有政治影响力的人物。拉姆斯菲尔德最终在1997年接替赖尔登成为吉利德董事会主席。一个强大的董事会成立起来之后，吉利德科学公司开始迅速成长——它很快就不得不迁往福斯特城一个更大的新地方，这个地方至今还是总部所在地。

从那以后，吉利德科学公司发展成为一家大型高利润公司。然而，让人难以想象的是，回过头去看，公司在早期的时候是那么的摇摇欲坠,很不稳定。即使董事会上有一群声名显赫的科学家和商人,赖尔登回忆道,"有好几次公司都濒临破产。回首往事,人们不明白,刚开始的十年,公司为何风雨飘摇。在很长一段时间里,公司举步维艰"(Riordan,2013b)。最重大的问题是如何赚钱。

> 八年来,我时时刻刻都在想着如何才能赚到钱。我们没有赚到钱,我们只从合同和合作中获得了一点收入。好消息是,当时有很多机构投资者愿意把赌注押在我们身上。但是他们削减投资,来来回回反复无常。因为市场环境一直在波动,当你赚不到钱的时候,你不知道明天是否能筹集到资金,所以我一直担心这个。这是我一生中最关心的。(Riordan,2013b)

赖尔登回忆说,有好几次他都觉得自己好像站在悬崖边上了,为了让公司站稳脚跟,他甚至考虑过与大型制药公司合作(Riordan,2013b)。他的经历反映了这样一个事实:与规模更大、更成熟的对手相比,规模更小的制药公司往往挣扎在死亡线上。

对于希望鼓励开发新 MCM 产品的政府来说,小型和大型制药公司具有不同经营侧重这一点非常重要。这意味着,尽管大型制药公司竭尽全力避开 MCM 产品领域,小型公司仍饶有兴趣,愿意与政府合作,以获得经费,维持生计。事实上,这是赖尔登在吉利德科学公司早期朝不保夕的岁月里,采用的策略之一。例如,吉利德与美国国防部高级研究计划局(Defense Advanced Research Projects Agency,简称 DARPA)签署了一项针对疟疾和登革热潜在疗法的协议。

吉利德当时为什么决定和政府签订这个协议？赖尔登在接受采访时回忆说，他对这笔交易感兴趣出于以下几个原因。一是这家年轻公司急需生死攸关的资金。除了资金之外，吉利德还可以从该项目中获得经验和技术，用于其他商业用途，这可能有利于公司的进一步发展。二是政府机构是具有公信力的，对于努力在商界站稳脚跟的新公司来说，与政府签署合同象征着外界的肯定（Riordan，2013b）。从吉利德早期动荡的经历，可以看出规模更小、更年轻的制药公司可能更愿意与政府合作。因此对于有兴趣开发新 MCM 产品的政府来说，可以制定一个更细致的专门面向小公司的合作策略。

GS4104：发现神经氨酸酶抑制剂胶囊

那么，吉利德科学公司最终是如何研发出达菲的呢？如果必须给吉利德研发达菲的灵感来源确定一个特定的日期，那一定是在 1992 年 10 月 14 日。那一天，吉利德研发部门的领导诺伯特·毕修伯格（Norbert Bischofberger）参加了在洛杉矶举行的大型抗微生物药物与化疗跨学科年会。在会议上，毕修伯格偶然看到澳大利亚帕克维尔莫纳什大学马克·冯·伊兹斯坦和他的科研团队的壁报展示。壁报详细介绍了研究团队如何研发世界上第一种流感神经氨酸酶抑制剂（Schneider，2001），展示了该团队成功合成的一种名为 GG167 的新分子，该分子可以阻断流感病毒在小鼠体内的繁殖（Schneider，2001）。澳大利亚的科学家似乎已经发现了一种新分子，成功地"填塞"了神经氨酸酶的裂缝。当然，毕修伯格所看到的这个分子后来成为瑞乐沙的研发基础。

毕修伯格对流感方面的研究非常感兴趣，且吉利德当时已经在研究许多其他流感药物。早些年间，公司的工作重点之一就是抗病毒药物研发。澳大利亚科研团队的重大发现要到第二年才会发表在《自然》上，但是毕修伯格站在那里，目不转睛地盯着会议壁报，立即意识到他正在看一些非同寻常的东西。若所料不差，这种新分子将预示着一类全新抗病毒药物的诞生，它以病毒的神经氨酸酶为靶点，治疗流感患者。每年都有很多流感患者，因此，这种药物会有巨大的潜在国际市场（Laver 等，2000：183）。澳大利亚科学家可能正好发现了流感研究的金钥匙。

尽管毕修伯格十分钦佩这一科学发现，但他也发现这种新化合物至少有一个关键缺陷。GG167 分子并未从小鼠的胃进入到血液循环中。这意味着，吞服该药物可能没有用，只有采用吸入的方式才能发挥药效。正在对这个化合物进行商业开发的 Biota Holdings 和葛兰素·威康认为，在流感病例中，吸入给药模式更好（Schneider，2001）。这是因为受流感病毒侵袭的人体细胞大多位于喉咙和肺部，所以吸入给药是显而易见的选择。

然而，毕修伯格并不赞同 Biota Holdings 和葛兰素·威康的观点。他在制药行业的所有经验使他坚信，如果在吸入药物和口服药物之间做出选择，大多数人会更喜欢口服药物。吉利德当时的高级主管金钟（Choung Kim）博士也同意这一观点。他说："我们以前也开展过流感项目……但我们正在考虑不同的目标。我们转变方向的原因之一是葛兰素·威康的化合物不具有口服药的生物学效应。我已经在药物开发行业工作了 25 年，研究了许多经静脉注射、吸入和药丸口服等各种抗菌药物的给药途径。最终，药丸永远是'大赢家'。"（引自 Garfield，2009）在其他条件相同的情况下，药丸是最简单、最方便的给药途径，因此极大可能受到大多数医生和患者的青睐。

事实证明他们的判断是正确的。而前面研发的瑞乐沙确实需要吸入。最终用于瑞乐沙的"蝶式吸入器"比今天许多读者熟悉的仍广泛使用的普通哮喘吸入器更为复杂。吸入过程要求患者调整呼吸，遵循一套相当复杂的使用说明来完成（Clinical Development Scientist，2015），整个过程需要十多个步骤。患者还需要学会如何正确握持和检查设备以及如何将药物装入设备。所有这些都可能给流感高危人群使用这种新药带来额外的挑战。老人、小孩以及那些有呼吸道基础疾病的人可能都难以正确使用该设备。

除了能立即给药，药丸或胶囊等口服用药还有许多其他优点，如保质期更长，在临床上也更有效。这是因为药物的活性不一定局限于肺部，也可以作用于身体其他受流感病毒影响的部位（Riordan，2013b）。尽管瑞乐沙标志着一个新药类别的诞生，但它的给药方法远不理想。

吉利德看好更有吸引力的药丸，很快决定加入竞争，开发一种药丸或胶囊形式的瑞乐沙竞争品。金博士在接受《金融时报》采访时回忆道，"时间压力无处不在。我们一直在赔钱，对于公司能否盈利，大家忧心忡忡。但我们一直很清楚，流感是一种有商业价值的疾病"（引自 Jack，2006）。然而，时间压力只是众多压力中的一个，因为吉利德科学公司不是唯一一家考虑这种产品的公司。

其他许多制药公司也在做同样的事情。据报道，澳大利亚科学家格雷姆·拉威尔找到了一种将神经氨酸酶旋转结晶的方法，他已经将这种晶体销售给了其他十几家对开发神经氨酸酶抑制剂药丸感兴趣的制药公司，包括强大的制药"巨头"辉瑞、雅培和礼来公司（Jack，2006）。寻找口服神经氨酸酶抑制剂的国际竞争将会很激烈。因此，毕修伯格决定"肥水不流外人田"。他回到了福斯特，并在短时间内组建了一支约十人的团队，包括金钟博士和斯瓦米·斯瓦米纳坦（Swami Swaminathan）博士等化学家，在吉利德研发一种可以口服的神经氨酸酶抑制剂（Schneider，2001）。

他们如何设计出这种能与瑞乐沙争夺市场的药物的呢？三维计算机模型的使用起到了至关重要的作用。在赖尔登的领导下，吉利德科学公司在计算机技术上进行了大量投资，因而能够生成神经氨酸酶分子结构的复杂三维模型。赖尔登回忆说，在计算机模型的帮助下，它"就像3D游戏玩家一样，你知道射击类游戏吧？道理是一样的。你可以进入，可以说这个原子在这里，这个原子在这里，这个原子在这里。你也可以测量精确的距离获得疏水模型……我认为还有精确度；你可以建立一个模型，然后说，'嗯，我这里有一个亲脂性基团；我这里有一个极性基团，但是它的确切位置，确切距离……'我认为精度和三维视点是关键"（Riordan，2013 b）。计算机模型让吉利德的科学家们对神经氨酸酶的分子结构有了更清晰的理解并对其实现了可视化，这有利于设计出对其产生作用的新化合物。

在模型的帮助下，研究小组还可以设计新的"虚拟"分子，以了解它们如何附着于神经氨酸酶。赖尔登回忆说，科学家们实际上是弓着背围坐在电脑前，紧张地研究模型。"他们还可以用软件制作出其他分子，然后放入活性位点。紧接着，他们可以用三维模型仔细查看四周环境，查看其他部分，查看活性位点的邻近区域。"

（Riordan，2013b）计算机建模被证明对新药的发现具有双重的关键作用，既有助于更好地了解流感病毒的精确分子结构，也有助于在虚拟环境中进行新分子化合物的试验设计。

最终，吉利德的科学家发现了一种与扎那米韦（瑞乐沙）截然不同的阻断神经氨酸酶功能的方法。赖尔登继续说道：

> 他们非常仔细地探究了计算机上的分子模型，发现那里有一个以前从未被注意过的口袋，邻近活性位点。那个口袋具有疏水性、亲脂性。他们构建了活性侧的唾液酸或苯甲酸抑制剂的各种变体，这些变体在那个精确的位置带有疏水基团，因此它会与疏水性口袋结合。一个重要的事实是：在水中，具有疏水性或亲脂性的东西会黏在一起。基于此他们安放了一个与脂性口袋相匹配的亲脂性结构。（Riordan，2013b）

与瑞乐沙一样，依靠对神经氨酸酶的精确分子结构进行解码和虚拟建模，科学家发现了新的潜在药物靶标。因此，该团队着手开发一种新的合成分子来利用这一口袋。

可以想见，这是一个多学科科学家团队共同努力的艰苦工作。首先，他们要根据要求设计出虚拟分子。每当出现一丝成功的希望，化学家就会尝试在实验室中进行合成，生物学家也将进行实验测试（Schneider，2001）。在测试了600多种物质之后，他们最终在1995年底发现了一种似乎符合标准的，由44个原子组成的新分子GS4071（Schneider，2001）。但是，兴奋转瞬即逝，失望随之而来——与之前的竞争对手Biota Holdings研发的分子化合物一样，

GS4071 对小鼠的进一步测试再次证明其未能通过肠道吸收。也就是说，尽管这是一种新分子，但该药物基本上遇到与瑞乐沙相同的问题，需要吸入给药。

幸运的是，经过进一步调整，科学家们最终使胃肠道吸收成为可能，从而产生了另一个新分子 GS4104。这种新分子实际上是药物的一种"蒙面"形式，似乎对小鼠和雪貂都有效（Schneider，2001）。最关键的是，它可以完成瑞乐沙无法完成的事情，也就是通过胃肠道进入血液，然后在血液中代谢为 GS4071，接着到达肺部和身体的其他部位（Jack，2006）。这一新分子的发现是一项重大突破，基于这一发现，科学家们最终实现了设计一种可口服的不同神经氨酸酶抑制剂的目标。

吉利德接下来要做的事就是申请专利，以保护他们的研究成果。获得专利并确保其"无懈可击"，对于将药物发现转化为商业成功绝对是至关重要的。赖尔登回忆起他与专利律师进行的长时间的对话。他们知道该领域竞争激烈，如果新产品的专利保护不是坚如磐石的，那么它将迅速遭到竞争对手"攻击"（Riordan，2013b）——被相似产品取代。吉利德科学公司在 1996 年获得专利，有效赢得了研发世界上第一种口服神经氨酸酶抑制剂的竞争。后来这种药被称为奥司他韦，商品名为达菲。最早实现神经氨酸酶晶体化的格雷姆·拉威尔生动地回忆起他得知这一发现以及吉利德申请奥司他韦专利的那一天，当时他正试图将自己的晶体出售给制药巨头辉瑞公司的研究团队。他描述说："当他们把专利递给我，并说'我们被打败了'时，眼泪哗哗地流了下来。"（Jack，2006）

从许多方面来说，达菲的发现是一个"理性的"药物设计的教科书式成功案例。也就是说，这种新药不是偶然发现的，而是依照特定的要求而精心设计的。在药物学发展的早期，治疗药物通常来自药用植物，阿司匹林就是一个很好的例子。正如我们所知，它来自柳树的树皮，吉利德科学公司的名字据此而来。有时新药也是在进行其他研究时偶然发现的——称为"药物意外所得"（Takenaka，2001）。青霉素、一些抗抑郁药，甚至"伟哥"都是意外发现的新药物的典型案例。

然而，神经氨酸酶抑制剂如瑞乐沙和达菲并不是这样研发出来的。其研发模式与 20 世纪 60 年代以来的常规方法截然不同。20 世纪 60 年代，我们对生物学进程的分子动力学（包括细胞受体、离子通道和酶）的科学研究取得了巨大突破。对这些分子结构更深入的研究意味着新药的发现过程可以更加合理和科学（Takenaka，2001）。在计算机和生物信息学知识的帮助下，科学家可以比较三维蛋白质结构，并在分子水平上开发新的药物靶点（Takenaka，2001）。达菲的成功发现在很大程度上也是沿着这个药物研发轨迹摸索的结果。事实上，根据赖尔登回忆，达菲的研发"能够基于计算结构进行真正的分子拟合，这在当时非常罕见"（Riordan，2013b）。对新分子了解程度的提升和可视化技术的兴起对这种新型抗病毒药物的研发至关重要。此外，就像之前的瑞乐沙一样，这项科技创新再一次由一家相对较小且年轻的生物技术公司实现了。

走近罗氏：吉利德科学公司与药业巨头合作

申请到专利后，吉利德科学公司面临的下一个重大挑战是如何将新药推向市场。正如瑞乐沙的经历所表明的，这需要完全不同的策略。这种新药的目标受众是普通人群而不仅仅是流感患者，并且，吉利德科学公司也有将其推向国际市场推广的意愿。因此，在多个国家开展广泛的临床试验是非常有必要的。进行这样的临床试验还需要数亿美元的资金及丰富的新药推广经验。此外，即使完成了临床试验，对于这种新药，还需要在许多不同国家获得监管机构的批准，并且需要开展大量的国际营销工作，才能将新药推向潜在的全球市场。

作为一家新成立的、规模相对较小的初创公司，吉利德科学公司还在努力站稳脚跟，它既没有营销策略，也没有新药推广经验，更没有资金来支持其独立完成这些工作。吉利德虽然有非常优秀的科学家，但在药物商业化开发的后期阶段，还没有太多的专业知识（Clinical Development Scientist，2015）。吉利德确实有独立开发产品的雄心，但它的目标更多是针对临床市场，而不是普通人群（Riordan，2013b）。当时，吉利德还在研发其他几种对公司来说更为重要的药物，包括针对 HIV/艾滋病和乙型肝炎病毒的新药。此外，吉利德意识到，药品的商业化需要全球营销和初级卫生保健营销同时发力，才能确保患者的药物可及性（Gilead Sciences，2016）。因此，在新型抗流感病毒药物开发的下一阶段，吉利德需要将该化合物授权给一家在相关领域拥有更多专业知识的大型制药公司。

1996 年 1 月，正如 Biota Holdings 之于瑞乐沙，吉利德科学公司开始与几个大型制药公司就其新研发的分子 GS4104 的授权问题进行谈判，其中之一就是瑞士制药巨头罗氏。选择罗氏是自然而然的，因为罗氏与吉利德有频繁的接触，有意向在多个化合物开发方面寻求合作机会。另外，位于伦敦北部韦林花园城的罗氏，在药物开发和将抗病毒药物推向市场方面也有丰富的经验（Ward，2015）。罗氏甚至试图将自己塑造成抗病毒药物的市场领导者（Schneider，2001）。当时，罗氏已经在对其他几种抗肝炎和 HIV 病毒的药物进行临床开发，并对呼吸道病毒和疱疹病毒饶有兴趣。很快，罗氏就对新的神经氨酸酶抑制剂进行了一系列风险评估和成本核算。据报道，流感患者愿意为一个疗程支付高达 50 美元的费用（Schneider，2001）。根据评估和核算结果，罗氏决定与吉利德就新的化合物达成协议。

虽然对这种化合物感兴趣的公司不只罗氏一家，但罗氏至少有一个优势。这种新化合物的合成相当复杂，要大量生产会遇到很多挑战。然而，罗氏通常是在狨猴（一种比老鼠大不了多少的小猴子）身上进行毒理学研究，这意味着罗氏最初只需要少量的药物就可以开展研究，进展会更快（Ward，2015）。另一个对罗氏有利的关键因素是人际关系。弗朗茨·胡默（Franz Humer）曾是葛兰素·威康与 Biota Holdings 在瑞乐沙问题上的谈判代表，他最近换了公司，为罗氏工作。后来，胡默晋升为罗氏董事长兼首席执行官（Jack，2006）。赖尔登回忆说，两人在瑞士会面后，胡默对这种药物很感兴趣（Riordan，2013b）。罗氏显然同意吉利德的观点，认为这种药物仍有可能赢得竞争，最终战胜瑞乐沙（Clinical Development Scientist，2015；Schlatter，1999）。另外，罗氏还拥有诊断方面的专业知识。在当时，人们认为，诊断学可以在药物的研发和商业化中发挥关键作用（Gilead Sciences，2016）。

因此，罗氏着手为新的神经氨酸酶抑制剂开发一种商业模式，该模式的建立围绕三条主线：（1）季节性流感治疗，即出现症状的人将服用该药物；（2）流感预防，包括当某地区出现流感时，将药物分发给养老院的人及其他高危人群，如免疫受损或患有哮喘的患者、癌症患者等；（3）作为流感大流行的储备药物。其中，应对季节性流感是基本策略，理想目标是将达菲作为非处方药使用（Clinical Development Scientist，2015）。

吉利德科学公司和罗氏之间达成的交易没有标准的公式可循，但有一些关键因素需要双方考虑。这些要素包括谁支付临床研发费用？谁组织临床研发？时间线如何？基准是什么？专利使用费如何设定？还有药物生产是双方参与还是独家负责等问题（Riordan，2013b）。罗氏在签署协议之前，还对专利进行了大量审慎的调查，以确保其可靠性。据赖尔登回忆，谈判总体上进行得相当快，因为GS4104分子明显不同凡响，同时也是吉利德科学公司的优先项目（Riordan，2013b）。吉利德方面的谈判由当时的首席执行官约翰·马丁（John Martin）领头（Gilead Sciences，2016）。而罗氏方面，则由弗朗茨·胡默亲自批准了收购协议（Clinical Development Scientist，2015）。

根据协议条款，罗氏获得吉利德神经氨酸酶抑制剂的独家授权，包括主要候选产品GS4104。作为回报，吉利德获得了1000万美元，并且未来研究和发展过程中每达到一个里程碑，还可以获得高达4000万美元的附加收入。罗氏将承担所有研发费用，并按合作生产的所有产品的净销售额，向吉利德支付"未公开"专利使用费（Gilead Press Release，1996年9月30日）。该专利的所有权将一直属于吉利德，直到2016年到期为止。多年后，流感大流行担忧开始在世界各地蔓延，两家公司之间出现争议时，这一条款的一字一句都变得格外重要。

1996年9月30日，吉利德和罗氏正式宣布建立新的合作关系。"这次合作，"胡默当时说，"标志着罗氏在抗病毒药物领域明确的领导战略的又一个里程碑……我们最近推出了全球首个蛋白酶抑制剂，并且我们将继续在这一治疗领域开展广泛的内部研发项目。与吉利德的合作使这一战略更加完美"（Gilead Press Release，1996年9月30日）。所有这一切也意味着——就像之前的瑞乐沙一样——达菲的后期研发将再次由一家更大、更成熟的制药公司进行。

"打败葛兰素·威康！"罗氏加速 GS4104 的临床试验

吉利德-罗氏授权协议的签订完成后，接下来的竞争就看罗氏是否能够比葛兰素·威康更快进入市场，此时葛兰素·威康已经开展了产品的人体试验。完成授权协议后，参加吉利德和罗氏第一次会议的每个人都收到了一件印有"打败葛兰素·威康"的T恤，为接下来的工作定下了基调。雷托·施耐德（Reto Schneider）详细记录了那场激烈的竞争（Schneider, 2001）。当时，有一些重要的事项亟待弄清楚，比如这种分子是否对人体有效，如何大批量生产这种分子等等（Schneider, 2001）。因此，佩妮·沃德（Penny Ward）和勒娜特·克罗姆（Renata Crome）立刻挑起了罗氏的人体试验重担（Schneider, 2001）。

从一开始，罗氏团队就遇到了许多挑战，尤其是在进行新化合物的临床试验方面。首先，他们必须更深入地了解流感及其确切的传播方式。对于许多其他疾病而言，可以通过专科诊所，锁定目标人群，并招募他们参加临床试验。但是像流感这样的高流动性疾病，很难找到这样的人群。罗氏曾尝试在某个城市建立一个试验点，但后来发现那年流感没在那里流行。一位临床研发方面的科学家解释说，流感来去无踪，因此公司必须建立两倍于常规数量的试验点，因为总有一些试验点无法发挥作用（Clinical Development Scientist, 2015）。

为了应对这一挑战，罗氏甚至开始自行开展流感监测。有了这些额外的监测信息，公司便可以迅速将资源转移到流感正在盛行的区域。毕竟，时间也是一个关键因素。患者需要在症状出现后 24 小时内参加试验。流感只会持续很短的时间，通常六周左右。于是，罗氏建立了一个等同于作战室的药房，地图和其他配备一应俱全。另一个挑战是，罗氏缺乏足量的药物，无法将药物部署到所有试验点。因此，公司将不得不等到确认流感发生的区域，再迅速有的放矢地投放药物。而这些活动所有的花销当初都是罗氏项目开发经费中的一部分。

所有这些挑战似乎还不够艰巨，罗氏又自我施压，计划在 2000 年流感季节将新药投放市场。这将只给该团队三年时间。从时间角度来说，进行 1～3 期临床试验通常需要 7 年的时间（Schneider, 2001）。一期试验是在健康人身上开展实验，以确定最佳剂量及监测预料之外的副作用。这项测试始于 1997 年 3 月 11 日，第一名受试者（最初的八人组）摄入了 10 毫克的 GS4104（Schneider, 2001）。该试验旨在确定 GS4104 在人体内的安全性、耐受性和吸收情况，据报道该试验进行得很顺利（Gilead Press Release, 1997 年

11月3日）。至此，药物开发过程达到一个重要里程碑，故罗氏便又向吉利德支付了一笔款项（Schneider，2001）。

安全剂量确定后，在药物有效性的评估标准上仍然存在一些不确定性。罗氏在专利购买和临床试验上投入了大量资金，殷切希望在临床试验后获得监管部门的批准。对于第一代流感抗病毒药物（如金刚烷胺和金刚乙胺），美国FDA已将批准标准设定为症状持续时间至少减少一天（Schneider，2001）。为了进一步降低不确定性，佩妮·沃德决定邀请许多国际流感专家，在伦敦希思罗机场附近的一家酒店召开会议，以期就一系列流感症状达成共识。沃德回忆说，当时讨论没有沿着自己预期的轨道进行，于是她"威胁"满屋子杰出的流感科学家说，除非他们达成协议，否则不允许他们离开房间去吃午饭（Ward，2015）。"威胁"显然起了作用，他们在短短几分钟内就通过了一份简短的症状清单（Ward，2015）。

1997年5月29日，吉利德和罗氏联合宣布，开始在美国进行第二期人体试验。二期临床试验旨在评估该药物流感在实际感染人群中的有效性，并确定副作用和风险（Gilead Press Release，1997年5月29日）。然而，时机选择并不理想，因为这不是流感暴发的高峰期。于是，沃德遵照常规做法，将沾染了流感病毒（A/Texas/36/91）的棉签插入正常人的两个鼻孔中，故意感染了117人（Schneider，2001）。随后，服用该药的人53小时后报告症状消失，而正常情况下需要95小时（Schneider，2001）。在复杂的药物开发过程中，罗氏又抵达了另一个关键的里程碑。

第三期临床试验标志着下一个关键阶段。这是样本量最大的试验，通常也是持续时间最长、在世界不同地区的患者身上进行有效性和安全性测试的试验。然而，要进入第三期试验，罗氏首先需要生产大量的药物。幸运的是，到 11 月份，公司的化学家们已经能够生产出 20 千克的新化合物（Schneider，2001）。然而，由于没有专门的流感诊所，招募合适的试验对象的难度增加不少，再加上流感和普通感冒往往很难区分，第三期试验仍然面临很大的挑战（Schneider，2001）。

更糟糕的是，到 1997 年底，研究者们发现，当年的季节性流感并不是那么严重。当然，这对于潜在流感患者来说是个好消息，但对于罗氏来说并不是件好事，因为处于新的抗流感病毒药物研发竞赛中的罗氏急需进行大规模的临床试验。到 1998 年 2 月仍然只有极少数的流感病例（Schneider，2001）的情况下，吉利德和罗氏在美国一直坚持不懈地招募志愿者进行人体试验。他们使出浑身解数，甚至发起了一场公众运动，要求出现流感样症状的人立即致电 1-888-I-GOT-FLU（1－888－446－8358）（Gilead Press Release，1998 年 12 月 2 日）。尽管他们最终设法招募到了 1 355 名志愿者，但还远远不够（Schneider，2001）。

至此，种种迹象表明罗氏不可能在一个流感季完成临床试验。为了最大限度地减少延迟，罗氏决定将临床试验转移到南半球。这似乎比推迟一整年等待下一个流感季节要好得多。然而，在做出这一决定时，公司肯定没有预料到要在南半球获得临床试验的批准会有多困难。一些国家官方审批前置时间很长，而且不同国家也有不同的要求，但是罗氏只有大约六周的时间来申请获得临床试验的批准（Clinical Development Scientist，2015）。一位临床研发科学家回忆说，事后看来，罗氏如果在德国、法国、西班牙和英国等更容易招募志愿者的国家将试验点数量增加一倍,效果可能更好(Clinical Development Scientist,2015)。如果当初罗氏这么做了,也许在一个流感季就已经完成了试验。

尽管如此,1998年6月30日,吉利德最终宣布了4个GS4104二期和三期临床试验的初步结果,这些试验测试了GS4104的疗效和安全性,在1997—1998年北半球流感季进行,招募了2 900多人。根据当时发布的新闻,这些试验进展很顺利,并在统计学上具有显著性差异(Gilead Press Release,1998年6月30日)。又一个关键障碍得以克服,罗氏将很快就能申请官方监管批准。最终,罗氏仅花了2年10个月就完成了从吉利德获得药物到提交监管批准这个过程。在此以前,葛兰素·威康已经提交了瑞乐沙的监管批准申请,但总体而言,罗氏比葛兰素·威康快,后者花了大约四年时间才完成瑞乐沙的研发及获得监管批准。换句话说,罗氏大大缩小了差距,两家公司最终在同一年将他们的竞争产品各自申请了监管批准(Clinical Development Scientist,2015)。

随着GS4104监管批准申请提交的日子日益临近,罗氏迫切需要确定新药名称。WHO批准"奥司他韦"为这款抗病毒药物的国际非专利名称(Schneider,2001)。然而,直到1999年2月,新药商品名仍迟迟未定。候选的名字有1 000多个,罗氏对其中的50个进行了市场分析,市场分析是多维度的,其中之一是邀请不同国家讲不同语言的药剂师测试药品与商品名的关联性(Schneider,2001)。然而,当罗氏最终敲定名称时,据说遭到另一家公司反对——该名字太接近其公司名了。罗氏不得不选择了备选名字:达菲(Tamiflu)(Schneider,2001)。据罗氏称,该名称由国际非专利名称 oseltamivir 中"tami"和"flu"合并而来（Rollerhagen and Braxton，2016：10）。1999 年 3 月，终于一切准备就绪，罗氏将达菲提交美国 FDA 进行监管批准。

回顾达菲的诞生，你会发现它的商业开发与先前的药物瑞乐沙有很多惊人的相似之处。达菲最初也是作为一种商业产品开发的，瞄准的是利润丰厚的季节性流感市场，而不是作为应对流感大流行的 MCM 产品。同样，精确绘制（和建模以模拟）神经氨酸酶分子结构的能力也是关键。再者，一家小型生物技术公司（吉利德科学公司）首先研发了新分子化合物，这是新药的基础；然后，新分子化合物被授权给大型制药公司（罗氏）进行进一步的商业开发。尽管涉及的公司和给药方法最终有所不同，但这两种产品的分子发现和商业开发模式非常相似。

这种基本模式也揭示了小型和大型制药公司在整个商业化药物开发过程中，扮演了迥然不同的角色。这些角色可以大致区分为"上游"和"下游"两类。较小的公司倾向于"上游"工作，他们发现和研发创新性的新分子化合物，然后将有前景的新分子化合物授权给更大的制药公司，以完成"下游"工作，使它们通过临床试验，获得监管批准，并最终推向市场。

小型制药公司和大型制药公司之间的这些关键差异，从鼓励新 MCM 产品商业化开发的政府的角度来看，意义重大。我们已经看到，新 MCM 产品开发方面，大型制药公司不太可能成为政府的合作伙伴，因为他们在这一领域没有看到足够的商业潜力。对他们来说，这不仅仅是一个绝对成本的问题，在一个竞争激烈的市场中，这也是一个机会成本的问题。大型制药公司（尤其是上市公司）对股东负有信托责任,药物研发必须优先确保股东获得丰厚的回报(Wizemann 等,2010:127)。无论是大型制药公司还是小型制药公司,新药研发成本不会有较大差异,因此制药公司为了实现商业价值会将重点放在那些能实现最大销售额的药物上(Bartfai and Lees,2013:107-108)。将资源投入到 MCM 产品开发上将意味着制药公司选择了不具备商业回报的领域,长远来看,这可能损害公司利益。因此,在政府寻求开发新的 MCM 产品的过程中,大型制药公司不太可能成为合作伙伴。

当然,政府可以与规模较小的制药公司合作。与较大型制药公司相比,小型制药公司往往人员更精简,药物开发的早期运营成本更低,并且通常更具冒险精神和更愿意探索(drugdevelopment-technology.com,2012),比如吉利德科学公司。对于像吉利德这样财务上捉襟见肘的小公司来说,与政府签订合约不失为一种增加收入和赢得公众信誉的重要战略。这正是吉利德科学公司在早期决定签订此类政府合约的原因。尽管大型制药公司倾向于回避 MCM 产品领域,政府仍有可能通过与中小企业的广泛合作,更有针对性地制定 MCM 产品战略。实际上,这是美国政府在过去十年中惯常的做法。

然而,如果政府把重点放在规模较小的公司上,马上就会遇到另一个关键的挑战:通常由大公司开展的昂贵且风险高的药物后期研发工作,现在又该由谁来完成?如果没有那些大型制药公司的参与,前景再好的新化合物也只能止步于研发阶段,后期开发无人问津。因此,即使政府能够成功地吸引小型生物技术公司或小型制药公司进行新 MCM 产品开发,后期开发的关键问题仍需解决。这就是后期开发是新 MCM 产品开发过程的第三个主要挑战的原因。这不仅仅是规划一种前景广阔的新化合物的问题，也是风险极高、耗资巨大的后期开发的问题。

为了应对这一巨大的挑战，美国政府成立了一个新的机构。政府的这种主动介入，只为更好地衔接 MCM 产品开发的前后期工作，并向小型制药公司提供关于药物后期开发的专业建议和协助，而传统上，后期开发都是由大型制药公司承担的。这个新机构于 2006 年设立，即美国生物医学高级研究与发展管理局（BARDA）。如今，作为"国家对策应对基础设施"的一部分，该机构为制药公司提供广泛的建议和援助（Nicholson 等，2016：118）。在药业巨头没有广泛参与 MCM 产品开发的情况下，政府不得不有效介入并分担与 MCM 产品相关的开发风险。正如一位 BARDA 官员所说，该机构的作用本质上相当于一个虚拟的制药公司（Nicholson 等，2016：17）。

早期的与神经氨酸酶抑制剂（如瑞乐沙和达菲）相关的经验表明，一般而言，在新 MCM 产品初期开发中，政府想要获取此类药物不止面临一个挑战，而是至少三个相互关联的挑战：科学方面的挑战、经济方面的挑战和后期开发的挑战。鉴于这些挑战巨大，任何新的 MCM 产品的成功开发本身就是一项巨大的成就。然而，即使产品开发成功，仍然存在着第二批挑战，而且很快就会出现。第二批挑战为"可及性挑战"，包括，作为健康安全策略的一部分，政府如何获取新 MCM 产品？如何将这些 MCM 产品作为预防准备，从而在未来紧急情况下能便捷地部署到民众中？

第二部分：可及性挑战

1. 一天之内的翻转
——监管机构的审核尺度

每种新药在研发成功后,必须首先由监管机构确认其安全性和有效性,获得上市批准后方能作为处方药进行销售。为获得批准,制药公司必须向监管机构提供详细的证据,证明该药在人体内有效,疗效不局限于实验室环境中。但获得这些证据非常困难,因为药物作用过程并非肉眼可见,这也是制药公司一般都需通过大量的人体临床试验使药效可视化的原因。

本章将探讨在美国、日本和欧洲各国等世界主要药物市场上,各个监管机构评估达菲临床试验数据的流程。表面看来,达菲在许多国家纷纷顺利获批,审批过程一帆风顺。但若深入调查则会发现,在其中一些关键的监管决策上,尤其是在美国,达菲同瑞乐沙一样,遭遇到了困难。在瑞乐沙监管批准过程中,美国监管机构遇到了许多问题,是否给予该药监管批准一直悬而未决。后来,尽管所有临床试验都是针对季节性流感进行的,并没有可靠数据证明瑞乐沙在未来的流感大流行中能够起效,但是,考虑到神经氨酸酶抑制剂在未来流感大流行中可能派上用场,瑞乐沙最终获得了批准。事实上,引发新一轮流感大流行的病毒到底是什么样子,人们无从知晓。所以,几乎不可能获得流感大流行相关临床试验数据。

在神经氨酸酶抑制剂的监管批准流程中遇到的各种困难无一例

外地表明，就算成功研发出新 MCM 产品，仍然可能会出现其他挑战。这些挑战围绕官方审核流程展开，只有完成了审核流程的新药，政府才会购买，才会基于它进行流感大流行药物储备，进而在未来遇到紧急状况的时候能放心地使用这些产品。毕竟，政府不太可能部署未经监管批准的 MCM 产品。

然而，对于 MCM 产品而言，获得监管批准要比许多其他医药产品困难得多。监管机构通常会根据多项人体临床试验的结果，决定是否正式批准新药上市，这一决定具有重要的商业意义。但是，由于与 MCM 产品相关的病原体相当危险（有些病原体也非常罕见），对其进行临床试验可能存在很大的实践和伦理障碍。制药公司不能为了满足监管机构所要求的"大规模临床试验"，而故意让大量民众感染致死性病原体（例如天花或鼠疫）。如果一家制药公司不知道如何进行下一步临床试验以获得监管批准，又怎么会考虑投资研发新 MCM 产品呢？因此，新 MCM 产品的研发所面临的第四大挑战就是监管批准流程中不得不面对的各种困难和不确定性。

达菲在全球主要市场获得监管批准

在任何新药上市之前，监管机构首先需要履行其保护民众免受不安全的或者无效的药品侵害的责任。在做出有关上市批准的决定过程中，监管机构通常希望他们的监管批准工作是在公众的监督下进行的。一方面，他们希望充分履行职责，确保做出正确决策；另一方面，他们不希望公众误会他们的工作目的是阻碍有效新疗法的快速上市。监管部门要在这两者间找到平衡并不容易。

从制药公司的角度来看，获得监管批准具有重大的商业意义。新药研发到了这个阶段，制药公司往往已经投入了大量资金。若最后没有获得监管批准，公司将无法收回研发成本，更无法从中赢利。因此，对于制药公司而言，成功获取监管批准十分关键。丹尼尔·卡朋特（Daniel Carpenter）对此解释道："药物监管批准是完成科研成果转化的最后一步，这一过程往往伴随着广泛的焦虑和大量的审查，掺杂着微妙的政治因素，充斥着细节上的争议。"（Carpenter，2010：467）

其实，成功获得批准并不是制药公司唯一的商业考虑，时间掌控是另一个关键因素。我们知道，绝大多数制药公司都通过申请专利来保护其对新药的投资。但是这些专利同样有期限。一旦专利到期，它就变成了一种公共资源，其他公司也可以仿制生产和销售，竞争也就多了起来。通常来说，处于专利保护期的药品利润更高。从商业角度来看，对于处于专利保护期的药物来说，迟一天获得监管批准，制药公司通过药物垄断获得丰厚利润的时间也会相应地减少一天。因此，制药公司不仅仅希望能通过监管审批，还希望这个批准流程能够加快，并经常利用政治手段加速监管审批流程。如何成功获得审批和快速通过审批是制药公司在申请新药监管批准时考虑的两个不可分割的重要因素。

达菲的监管批准流程是如何开展的呢？全世界第一个达菲获批的国家是瑞士，罗氏母公司所在地。罗氏与吉利德于1999年9月24日发表联合声明，瑞士监管机构（当时名为洲际药品管制机构，2002年改名为瑞士药品监督管理局）批准将达菲应用于流感治疗。达菲于1999年10月1日在瑞士上市。这对达菲来说是一个绝佳开端。随着美国和加拿大的监管机构赋予了达菲优先审查权，罗氏期望会有更多的好消息接踵而至。身处分秒必争的制药行业，面对流感这类季节性疾病，达菲有望赶在1999—2000年北半球流感流行季获批（Gilead Press Release，1999年9月24日）。现在，所有人的目光都落在美国这一更大的市场上，聚焦于美国FDA。

药品批准的金钥匙：达菲在FDA获得的三次成功

根据许多行业分析家的说法，对于一种新药来说，获得美国FDA的批准是世界上最有价值的。FDA主要负责确保新药（及疫苗）的安全性和有效性，并开展疾病的治疗和诊断工具方面的研究。尽管FDA只是全球众多药物监管机构之一，但它的批准具有特殊的意义，因为美国药物市场规模庞大，是全世界利润最为丰厚的药物市场，且不实行明确的价格管控（Carpenter，2010：1-2）。从制药公司的角度来看，FDA实际上就像利润丰厚的美国制药市场的看门人。

FDA的影响也不仅限于美国市场。若一种新药获得FDA的批准，就等于释放出了强烈的国际信号，其他国家的监管机构可能纷纷批准。原因在于，就预算和人力而言，大多数监管机构根本无法与FDA匹敌。FDA雇用的科学家和受过培训的人员（特别是自20世纪70年代以来）比世界上所有其他类似机构雇用人数的总和还多（Carpenter，2010：21）。因此，世界各地的其他监管机构经常直接参照FDA的决定，做出自己的决策。这也是为什么FDA的批准不仅对新药进入美国市场重要，而且对进入许多其他国家市场也很重要。

那么，当达菲被提交给FDA申请监管批准时，发生了什么？粗略看来，FDA对达菲的审查过程相当顺利，审批过程总结如下：1999年10月27日，在获得瑞士监管机构批准一个月后，FDA批准达菲用于"治疗患有流感感染所致的无并发症的急性疾病且症状出现不超过2天的成年人"（FDA，1999b）。按照优先审查程序，该药上市批准流程迅速完成，距离罗氏1999年4月29日首次向FDA提交申请，只有短短的6个月。

FDA批准的标准是新药的疗效必须优于安慰剂（或其他非活性物质），但一般不需要优于现有药物。FDA授权文书要求提供两项双盲安慰剂控制对照临床研究结果（一项在美国境内进行，另一项在美国以外的国家/地区进行），作为药物疗效的证据。达菲的试验使用了一套症状自我评估系统，对那些在症状出现后40小时内开始使用该药物（每天2次，每次75毫克，共5天）的患者进行评估。然后，患者被要求对一系列流感相关症状的严重程度进行主观评分。总体而言，这些试验表明，接受达菲治疗的流感患者与接受安慰剂者相比，症状改善时间平均减少了1.3天（FDA，1999b：4）。通过了FDA的审批，克服了最主要的监管障碍，罗氏恰好能够赶上流感季，将达菲推向美国这一利润丰厚的市场。

为了尽可能扩大达菲的市场规模，罗氏于2000年5月22日向FDA提交了另一项申请，申请将该药用于流感**预防**。如果申请成功，罗氏不仅可以把新药卖给流感患者，还可以将其作为一种预防药卖给与患者密切接触者（例如家人），因为他们也可能因密切接触过流感患者而受到感染。如果这种预防作用能得以证实，那么达菲在美国的潜在市场可以显著扩大。FDA再次迅速地受理，在6个月内，确切而言，于2000年11月17日批准了该申请（FDA，2000）。

正当第二项申请处于受理过程之时，为开拓达菲的市场，罗氏又把目光移向第三个方向：儿童流感治疗。2000年6月16日，就在等待达菲预防性应用的申请结果时，罗氏和吉利德联合宣布，他们已向FDA递交了达菲应用第三项申请，将该药"用于治疗1岁及以上儿童因流感导致的急性疾病"（Gilead Press Release，2000年6月16日）。如果申请成功，那么达菲在与瑞乐沙的竞争中会再下一城，因为后者没有获得针对儿童的上市批准。FDA再次在6个月内处理并通过了第三份申请。2000年12月14日，罗氏和吉利德宣布，他们已获得批准，将达菲悬浮液用于治疗出现流感症状不超过两天的1岁以上的儿童（Gilead Press Release，2000年12月14日）。

至此，达菲已成功克服了最大障碍，并获得了业界公认的新药开发的"金钥匙"——FDA的上市批准，得以在世界上利润最丰厚的药物市场上销售。罗氏一共提出了三项申请，全部都获得了批准。此外，随着FDA作出的这些对达菲有利的决策，其他国家监管机构的批准接踵而至，如加拿大（1999年12月23日）、俄罗斯（2000年7月10日）、澳大利亚（2000年9月13日），以及其他二十多个国家（EMEA，2005a）。如此一来，罗氏和吉利德科学公司很大概率能够收回达菲的前期研发成本，并从中获得丰厚的商业回报。据报道，罗氏预计未来五年内达菲的营业额将超过4亿~8亿瑞士法郎，跻身罗氏盈利排名前五的产品（Schlatter，1999）。但是，达菲的商业命运最终还将取决于世界上另外两个主要的药品市场：日本和欧洲。

日本：锁定的另一个重要市场

日本是另一个至关重要的市场，因为一直以来流感给日本政府带来了非常严重的疾病负担。据罗氏达菲项目工作人员佩内洛普·沃德（Penelope Ward）称，日本对流感的高度重视的原因是：其高密度的公共交通系统，偏远农村地区的居民与家禽的密切接触，以及大城市劳动力密集等都为流感的传播提供便利。因此，长久以来，控制季节性流感一直是日本政府的优先工作。事实上，日本现在仍然是世界上唯一一个每年进行流感疫苗全民接种的国家（Ward，2015）。

罗氏和吉利德清楚意识到了日本市场的商业意义。在当时发布的新闻中他们指出："在日本1.25亿居民中，正常年份有5%～10%的人感染流感，而疫情形势严峻的年份感染人数还会大大增加。仅1999年的一个季度，日本就有1 200多人死于流感及其并发症。"（Gilead Press Release，2000年12月12日）因此，除了利润丰厚的美国市场以外，日本很可能会成为达菲的另一个潜在重要市场。2000年8月2日，罗氏和吉利德宣布，罗氏已向日本厚生劳动省提交了监管申请，申请批准达菲在日本用于成年人流感的治疗及预防。与美国一样，日本优先审核并处理了该申请（Gilead Press Release，2000年8月2日）。

根据佩内洛普·沃德的回忆，总体而言，日本的批准流程要求很高，其监管机构往往会提出许多专业问题。尽管这对于罗氏而言并不困难，但这意味着日本监管机构与罗氏之间需要来来回回反复沟通以解释或调解潜在的矛盾（Ward，2015）。最终，达菲还是相当迅速地获得了日本监管机构的批准。罗氏和吉利德于 2000 年 12 月 12 日宣布达菲在日本成功获批以用于流感治疗的消息（Gilead Press Release，2000 年 12 月 12 日）。这是达菲另一个重要的商业里程碑。当时两家公司并没有预料到，日本很快成为世界上最大的达菲消费国，并持续多年。

打喷嚏……抑或呕吐？达菲在欧洲监管审批的曲折之路

达菲在欧洲市场的情况如何呢？在一些关键方面，欧洲的监管批准流程与美国和日本的有所不同。在欧盟，申请新药批准的制药公司可以选择合并流程，又叫"集中审批程序"，由欧盟药品管理局（European Medicines Agency，简称 EMA）协调，制药公司在获得 EMA 批准的同时，也自动获得了所有欧盟成员国的批准，不必再分别提交申请。罗氏选择了"集中审批程序"，并在向 FDA 递交申请前数月将达菲的申请材料递交给了 EMA。

EMA 最显著的特征之一就是，从一开始，对新药进行科学审查的委员会就由两个独立的专家小组组成，由一名特派调查员和一名联合特派调查员分别领导，同时开展工作，两小组分别完成初期报告并递交给委员会统一讨论，委员会成员再进行反馈。这种体系意味着两份报告有时可能会得到迥然不同的评估结果，尽管实际上它们通常是互补的。

收到罗氏的申请后，人用药品委员会（Committee for Medicinal

Products for Human Use，简称CHMP）遵循此程序，指定了两名成员分别作为特派调查员和联合特派调查员，领导团队对新药进行初期评估。委员会对初期报告进行讨论后，通常会给制药公司反馈一份问题清单，清单上的问题常常超过100个，达菲亦是如此（Kurki，2015）。接下来，制药公司需要对清单上的问题进行回复。若委员会对公司的回答依然存疑，就会进行第二轮问询。如果第二轮问询后仍有问题，那么就会有第三轮问询。审核期最长可达210天，但在某些特殊情况下，审核程序会暂停。特派调查员将初期报告和委员会的评论进行整合。在有分歧的地方，委员会再来进行裁决，一般情况下，委员会采用投票表决或者达成共识的方式来给出他们的决定。但无论采取哪种方式，严格来说，委员会的决议只是一种参考意见，是否正式授予药品上市许可的最终决定权在欧盟委员会（NAO，2013：13-18）。

然而，达菲在欧洲的审批流程中还有鲜为人知的奇特一面，那就是委员会会把可能的审核意见提前告知制药公司。如果委员会对一份申请并不看好，那么该公司可以选择撤回申请。撤回申请的主要好处是，与该申请有关的所有数据随后都将受到保密协议保护。换句话说，关于该申请的任何信息都不会被公开。评估达菲的联合特派调查员克里斯蒂娜·桑帕约（Cristina Sampaio）在接受采访时解释道："撤回申请，公司可以避免负面评价，这对公司是有利的，同时也可以避免有关该申请的材料和数据被公开。"（Sampaio，2015）

罗氏最初在欧洲递交达菲申请就遇到了这样的情况，最终公司决定撤回申请。由于保密协议的存在，我们已无从知晓达菲在最初的申请时到底发生了什么。欧洲监管机构是否发现了其他监管机构遗漏的信息？他们审核的是不同的数据吗？他们是否从数据中发现了可能存在不同副作用？这些问题的答案现在已不得而知。每当被问起这次申请的相关情况时，EMA 的负责人说他们需要遵循保密协定，表示"这属于不能对外公开的信息""有关该申请的相关材料仍然是机密""我们无法透露撤回的内容和理由"（EMA Officer, 2013）。

但是，我们知道的是，在最初的申请过程中，特派调查员来自英国，联合特派调查员来自葡萄牙。据当时罗氏一名达菲相关工作人员沃德回忆，最初提交的申请确实存在很多问题。两个独立的专家小组意见分歧较大，难以达成一致，而这种情况并不多见。虽然两个专家小组对达菲的有效性意见一致，但葡萄牙人领导的专家团队对临床前信息提出了质疑，他们对罗氏有关该药品可能对心血管产生副作用的回答并不满意。沃德还回忆说，罗氏还曾被问及有关乙型流感病毒的问题，但在他们进行达菲临床试验的时候，这种流感病毒并不常见（Ward, 2015）。

葡萄牙特派调查员对达菲提出了另一个质疑，即达菲的定价问题，这也可能是达菲面临的最大障碍。对此，沃德（Ward, 2015）非常真切地感受到，在审批过程中，除了安全性和有效性，支付能力和成本效应也应作为一个重要的考量。在沃德看来，可能的解释是葡萄牙是欧盟国中最穷的国家之一，来自葡萄牙的联合特派调查员认为民众对达菲的潜在需求很高，这会使政府负担过于高昂的费用，从而最终拖垮国家的医疗系统。沃德还回忆道，罗氏发现了自己正面对着委员会中意见相左的两个阵营，一些代表同意批准申请，而另一些来自南欧的代表则认为药价昂贵,且其实用性仍然不确定(Ward,2015)。

最后,罗氏决定撤回达菲申请。在与欧洲监管机构来回沟通的同时,罗氏还必须回应日本监管机构的许多问询,因此它不得不做出务实的选择。毕竟,要处理这些问题,罗氏的时间和资源有限,很快就力不从心了。在意识到达菲在日本的机会更大后,罗氏将更多的精力投入在日本的申请,计划后期再回归欧洲市场(Ward,2015)。2000 年 5 月 26 日,罗氏和吉利德宣布,"决定撤回用于治疗流感的抗病毒药物达菲(奥司他韦)的欧洲申请,以便留出更多时间提交进一步的数据"(Gilead Press Release,2000 年 5 月 26 日)。这一决定将为罗氏赢得更多时间来获得达菲在预防性治疗和儿童用药方面的更多临床数据,以解决心脏副作用的问题,从而为最终请 EMA 重新考虑审批做好准备(Ward,2015)。

这也正是罗氏对达菲最终制定发展的路线。后来,罗氏再次申请"集中审批程序",于 2001 年 2 月 9 日向欧洲药品评价局(European Agency for the Evaluation of Medicinal Products,简称 EMEA)再一次提交达菲的审批申请(EMEA,2005a)。据一些密切参与过第二次申请的人回忆,委员会对于该药依然兴趣索然,但考虑到这个领域的医疗需求一直没有得到满足,最终委员会的两个专家小组达成了一致意见(Kurki,2015)。欧洲专利药品委员会(Committee for Proprietary Medicinal Products,简称 CPMP)于 2002 年 3 月 21 日提出了向达菲授予上市许可的积极建议,而欧盟委员会于 2002 年 6 月 20 日也通过了其上市的决定。尽管欧洲监管机构的批准姗姗来迟,至少,罗氏在全球主要制药市场都已获得了上市批准。

美国、日本和欧盟不同的监管流程表明,世界各国营销许可的获得方式大相径庭。克里斯蒂娜·桑帕约作为联合特派调查员参与了达菲在欧洲的两次申请,她解释了当时美国和欧洲在监管流程上的主要区别:FDA 更看重统计学差异,在其他条件相同的情况下,如果能证实该药药效与安慰剂相比存在统计学差异,尽管差异不大,FDA 也会倾向于批准该药物上市,让市场决定其成败(Sampaio,2015)。相反地,在欧洲,由于药品多由各国政府买单,市场因素所占比重较小,因此,欧洲的监管机构除了统计学意义,会更多地考虑药品的临床意义。

对于达菲来说,人们需要在缩短一点点症状持续时间与忍受抗病毒药物最常见副作用(如恶心和呕吐)之间进行权衡。对此,桑帕约开玩笑道,"这类似于让人们在打喷嚏和呕吐之间进行抉择"。态度和方法上的潜在差异也解释了为什么欧洲和美国的监管机构对同一药物得出的结论有时会有差异(Sampaio,2015)。总的来说,达菲的监管申请(尤其是在美国)还有很多不为人知的故事。

瑞乐沙美国审批的余波

乍一看,FDA 对达菲的审批过程似乎进展顺利。罗氏提交了三次申请,三次都获得了批准。但是,在这些申请背后还有一个重要的鲜为人知的幕后故事。这个故事与先于达菲问世的竞争对手瑞乐沙有关。由于葛兰素·威康研发瑞乐沙的时间稍早于达菲,因此它也先于达菲开始 FDA 相关审批程序。显然,在审批达菲之前的几个月,FDA 必须先处理瑞乐沙(扎那米韦)的申请。

瑞乐沙在 FDA 的审批过程并不顺利,事实上可以说是非常困难,以至于给 FDA 内部的一些专业人士和人际关系带来了很大的压力。审批过程中的争论非常激烈,以至于 FDA 中一些参与瑞乐沙申请审查的人最终调至其他部门,有人则完全离开了 FDA,有人检举揭发。在为写作本书进行前期采访时,当作者听到那些曾在 FDA 工作并参与瑞乐沙申请的人们回忆当时的情景时,感到非常震惊,因为尽管该案已经过去了十多年,但在他们的讲述中仿佛一切发生在昨天。重要的是,了解瑞乐沙的审批经过,对了解 FDA 后来是如何开展达菲的监管批准流程也非常重要。

瑞乐沙咨询委员会

由于瑞乐沙的诞生标志着一类新型抗病毒药(神经氨酸酶抑制剂)的出现,抗病毒药物咨询委员会(Antiviral Drugs Advisory Committee)以它为主题,召开了一次独立的、专业性的会议。咨询委员会由该领域的独立专家组成,他们会聚集在一个房间里,聆听公司代表和 FDA 的汇报,展开进一步讨论,然后就新药批准与否提出独立的意见。鉴于瑞乐沙是一种抗病毒的新药,且流感主要影响呼吸系统,故其咨询委员会由抗病毒专家和呼吸科专家组成。

瑞乐沙的独立咨询委员会于 1999 年 2 月 24 日在马里兰州盖瑟斯堡的盖瑟斯堡假日酒店召开了会议,超过 200 人参会。会议于上午八点半准时开始。与许多会议一样,大会先致欢迎辞,做简单的介绍,然后开始正式的会议,告知了每位成员可能存在的利益冲突随后,上午的大部分时间都由行业的代表们围绕瑞乐沙进行阐述。代表们可以进行陈述,可以回答问题,也可以旁观表决过程等,但是不被允许参与委员会最终的表决。

下午,当轮到FDA进行陈述时,会议发生了关键性的转变。那时,统计审核员迈克·伊拉肖夫(Mike Elashoff)上台发言。FDA的工作人员通常会为这些咨询委员会会议做精心筹备。他们经常在会议实际开始之前开展大量的讨论和准备工作,甚至是彩排。FDA官员通常以用词精确著称,他们所说的话都经过深思熟虑。他们知道会议有专人进行实时笔录,因此他们所阐述的观点必须有理有据,才能经得起后期的严格审查。

根据FDA的惯例,伊拉肖夫被授权访问瑞乐沙的临床试验详细数据。他已经将心血倾注到这些数据上好几个月了,对数据进行了一系列统计敏感性分析,力图再现制药公司的研究结果。根据他自己的大量分析,伊拉肖夫在陈述中提出了两个主要问题。首先,他指出"三个临床试验研究中,样本量最小的研究呈现了最佳疗效,而样本量最大的研究呈现的疗效最小,样本量最大的研究规模相当于另外两个研究的总和"(FDA,1999a:81)。瑞乐沙的三个临床试验结果(一个来自北美,一个来自欧洲,一个来自南半球)已提交给监管机构。根据伊拉肖夫的说法,北美地区的研究规模最大,迄今为止效果却最差。因此,从这三个临床试验的结果和影响来看,药物是否有效,或者说疗效如何,还不能下定论。

伊拉肖夫提出的第二个问题随后在委员会内部引发了更多讨论:"北美的研究,与我们关系最密切,却是治疗效果最小且p值显示无显著性差异的研究。"(FDA,1999a:81)换句话说,这不仅仅是其他两个研究样本量大小的问题，也是一个相对比较敏感的政治问题：作为美国监管机构的 FDA，在讨论时是否应认为一项针对北美人群进行的研究，比其他两项在欧洲和南半球人群进行的研究更有意义。从这一考虑引发争议的程度，我们可以清楚地看到 FDA 官员陈述的一字一句都会受到密切的关注，尤其是在涉及具有政治影响力的大型制药公司时。

伊拉肖夫的发言还提出了有关数据的一系列其他问题。例如，在观察症状"反弹"的问题时，他发现症状通常会在被评定为"缓解"后的一两天再次出现。他还发现，多达 30% 的患者在 48 小时后再次出现症状，但却没有被"算入"行业分析中，因为这些患者被视为症状已缓解（FDA，1999a：82）。他还提出了一些更普遍的统计问题："当使用中位数来分析治疗效果时，离散的极端值会放大细微差异，而症状缓解是以半天时间为单位……因此，我们会碰到这样的情况——在分析数据和标准不变的情况下，采用与初始分析非常类似但略有不同的分析方法，得到的结果却有很大差异。在欧洲和南半球的研究尽管疗效较小，但还是有统计学差异；但是在北美的研究结果既没有显示出临床意义，也没有统计学差异。"（FDA，1999a：84）伊拉肖夫使用不同的统计方法来检验同样的数据，得到的结果远不如葛兰素·威康公司展示的那样显著。

显然，这一额外的统计学审查出乎制药公司所料，或者说不希望从这位接受过哈佛培训的统计学家这里听到这样的说法。更糟糕的是，伊拉肖夫还没有结束，他继续从统计学角度向委员会进一步剖析数据："在欧洲的研究中，7 天与 5 天的差别听起来很大，就好像流感提前两天痊愈了。但事实是，即使在效果最好的研究中，病情的好转也是持续的缓慢的过程。比如说,在第 5 天,使用扎那米韦的患者与使用安慰剂的患者主观感受并无太大差异,即使前者可能被认为症状已缓解,而后者可能被认为没有缓解。"(FDA,1999a:90)至此,这一陈述的偏向性显而易见,伊拉肖夫在下最终结论之前早就表明了自己的态度。他在结论中说道:"由于不同研究在疗效方面差异很大,且对这一差异缺乏可靠的解释,我们无法计算出整体治疗效果,不能将这一结果应用于北美地区。而且,即使我们忽略北美的试验结果没有统计学差异的情况,观察到的疗效也大约只有几个小时时间或者很小的症状评分差异。"(FDA,1999a:95)到了这个阶段,对于一家已经投入大量资金研发新产品,并有望将其打造成为"重磅炸弹"的公司而言,伊拉肖夫的发言导致该产品批准流程所面临的形势急转直下。

许多人认为,伊拉肖夫的发言"改变了游戏规则",从委员会在随后的审议中反复引用他的发言也可以看出这一点。在会议即将结束时,几位委员会成员在给出他们的投票理由时也援引了他的意见。例如,委员会成员约翰·汉密尔顿(John Hamilton)说:

至少对我来说,伊拉肖夫博士的发言引起了我的极大关注。整个上午我都被这个问题困扰着,那就是我们过于依赖主要终点指标,以及到达主要终点指标的时间。流感不是在一天之内就戛然而止,而安慰剂组和药物治疗组症状消失时间有一天的差别,从减轻人类痛苦,加强生产力的角度来说,可以说具有显著性差别。看到你们所展示的这些图表和数据时,我似乎感到即使到达了主要终点指标,流感仍未消失,它持续存在着。因此,认为这一结果意味着更多的

劳动力,简直是浮语虚辞。(FDA,1999a:120)

随后的讨论当然表达了对该药物原创性的赞赏,但委员会成员似乎对瑞乐沙的数据并不信服。一位参与了投票的委员会成员以棒球比喻讽刺地总结道:"这也许是一次安打,但不是本垒打。"(FDA,1999a:186)总之,委员会以 13 票对 4 票的结果,**否定了瑞乐沙的安全性和疗效性**(FDA,1999a:223-224)。葛兰素·威康瑞乐沙的疗效评估结果不如人意,审批流程似乎大势已去。

对 FDA 的影响

咨询委员会给出的否定意见,将 FDA 的高管们推向尴尬的境地。1999 年 3 月 2 日,时任葛兰素·威康高级副总裁,兼公司医疗、法规和产品策略组织主任的詹姆斯·帕尔默(James Palmer)给 FDA 写了一封长信。信上说,"最让公司感到失望的是,那场咨询委员会会议在程序上有很多缺陷,尤其是审查数据的统计学家给出的主要终点指标分析过于'新奇',这与我们多年来在开发和注册重要的抗病毒新药时进行的建设性和开放式合作背道而驰。"(Palmer,1999:1)这封长达 17 页的信件详尽列出了该公司的不满,在此不再赘述。

但是,这封信里面有几点值得关注。首先,这封信明确援用了国会的政治意愿,以表达对咨询委员会决定的深切不满。帕尔默指出,委员会"态度的突然逆转完全违背了国会的意愿,这个意愿以制药公司与 FDA 之间的互信沟通为基础,迅速积极地完成药物研发和批准流程。1997 年，国会颁布了《食品和药品管理现代化法案》（Food and Drug Administration Modernization Act，简称 FDAMA），其中第 119 条明确阐述了该意愿。该法案还规定，制药公司与 FDA 之间在关键有效性试验的设计和规模上具有普遍约束性约定"（Palmer，1999：5）。令人震惊的是，在本次咨询委员会会议结束后，公司毫不气馁，重申将新药推向市场。帕尔默在信的最后写道："我的个人目标和我们公司的目标仍然是，在 1999—2000 年流感季将瑞乐沙作为治疗流感药物推向市场。我期待着与您会面，并进一步讨论相关事宜。"（Palmer，1999：17）

不用说，所有的这些都让 FDA 的高管们感到非常头痛。麦克·伊拉肖夫回忆道：

> 对他们来说，处理这样的事情相当麻烦。因此，他们所做的每一个决定基本上都是为了减少未来的麻烦。比如说，他们如果现在想要解雇我……对他们来说将会惹来更大的麻烦。所以他们采取了这样的做法：首先，重新指派了人员重审达菲，然后告诉我，我再也不能参与任何咨询委员会的工作了。这样做的话，我至少不会公开给他们招致更多非议。（Elashoff，2012）

瑞乐沙咨询委员会会议事件的确对伊拉肖夫个人产生了严重的影响。伊拉肖夫描述了他在会议之后的几天甚至几周的遭遇，他说，"瑞乐沙咨询委员会会议事件之后，对我个人是一段非常困难的时期"，"他们暗示我，我不会被开除，但是我需要离开……如果我不照做，那么无论是我的个人生活，还是我的整个职业生涯都不会好受"（Elashoff，2012）。

伊拉肖夫最初被内调到了 FDA 的其他部门。据他回忆，在调到新部门后不久，他在那里发现了一些同样的问题。在与其他审查人员交谈的过程中，他发现，这些审查人员对他们正在审查的药品所提出的问题和自己如出一辙。这说明了问题的普遍性，伊拉肖夫感到了深深不安："FDA 的审查流程对公众健康有着巨大影响，而你发现了其中的缺陷，这个问题简直不能细想。打比方来说，如果你试想美国联邦航空管理局（Federal Aviation Administration，简称 FAA）检查飞机时吊儿郎当漏洞百出，你肯定会寝食不安吧。"（Elashoff，2012）最终，伊拉肖夫决定离开 FDA。

然而，故事到这里还没有结束。伊拉肖夫认为，瑞乐沙申请的艰难历程也对几个月后达菲申请的审查过程有所影响。例如，在咨询委员会公布了对瑞乐沙的最终决定后不久，伊拉肖夫的名字就从达菲审查人员名单中被移除了。对此，伊拉肖夫解释道，"最初，我本也被安排作为达菲的审查人员。我已经把所有的相关研究分析结果和文件都放在我的办公室里了"，但是，"据说会有另外的人来审查达菲，然后我的箱子就被人拿走了"（Elashoff，2012）。统计审查工作转交给了另外的同事。谈到他的同事是否意识到普遍性问题时，他说："他（指伊拉肖夫的同事）非常审时度势，他知道他们想让他做什么。"事实上，根据伊拉肖夫的说法，FDA 其他人员的行动意图显而易见："没有人希望重蹈我的覆辙。因此……每个人都从中吸取了教训，他们墨守成规，不对达菲做一系列不同的分析。咨询委员会规定的某些繁琐的程序也随之摒弃，他们只做一些基本的审查，然后说公司确实做得很好，接着跳过这一部分。"

（Elashoff，2012）实际上，在达菲的数据被收走前，伊拉肖夫已经看到了其中一部分。他记得，达菲的数据"略好一些"，药效可以使症状持续时间减少一天，而不是像瑞乐沙那样只能减少几个小时。伊拉肖夫说："这样说吧，如果你得了流感，我认为你无法分辨出你到底服用的是安慰剂、达菲，还是瑞乐沙。"（Elashoff，2012）不管怎么说，FDA决定更换达菲的统计审查员，也是瑞乐沙咨询委员会会议事件的后续影响之一。

然而，瑞乐沙咨询委员会会议事件的最关键影响可能是，当处理达菲的申请时，FDA最终决定**不像**瑞乐沙那样将其提交给咨询委员会。伊拉肖夫回忆说："根据最初计划，达菲的申请也会先交由咨询委员会。因为这两者都是新药，而且应用在人们高度关注的领域。但是在经历了瑞乐沙咨询委员会会议事件之后，他们决定不将达菲的申请提交给咨询委员会。"（Elashoff，2012）当被问及假如达菲先于瑞乐沙申请，它的审批结果是否会和当时的瑞乐沙一样时，伊拉肖夫说：

这完全有可能——是的，我的意思是瑞乐沙看上去很糟，而达菲看上去没有那么糟。它肯定会被提交给咨询委员会，而咨询委员会很可能给出一种均衡性结论，而非负面结论。达菲所引起的争论会小一些，引发的问题少一些……但是，不，他们不想再重蹈瑞乐沙的覆辙。他们希望能够在没有咨询委员会的情况下做出批准决定。因为咨询委员会针对瑞乐沙的审查过程就像一张未知牌，谁也没能料到翻开它的结果是反常的否定。（Elashoff，2012）

所以，在达菲的审批中，将不再有瑞乐沙遭遇的独立咨询委员会会议。

为了证实此事，我们采访了一位不愿透露姓名，但密切参与了审查过程的 FDA 审查员，这位审查员反驳了这一说法：

> 显然，达菲在治疗和预防两方面所有的终点指标均达到了预期目标，而且已完成了在社区（养老机构）和居家情况下的测试。它是这一类药物中的第二种药品，并且不存在争议性的问题，因此不需要召开咨询委员会会议。举办咨询委员会会议价格不菲，难度也较高，因此它并非药物审查中的例行程序，只有当药效或安全性确实存疑时，才会召开。在艾滋病流行的早期，几乎每一种抗病毒药物都在咨询委员会会议上进行了讨论，即使药物疗效已经非常明了，也要走这个流程，目的是提高这些新药的公众知名度。我们一般不再这样做了。（FDA Reviewer，2015）

然而，据参与达菲申请审批的其他人员说，确实有咨询委员会会议计划，但该会议在临近召开时被取消了（Influenza Scientist，2014）。

实际上，至少有一位前罗氏员工在接受本书作者采访时，绘声绘色地描述了为了当时那场计划于 1999 年秋天召开的达菲审查咨询委员会会议，他们所作的深入练习和预演。这位员工记得，自己当时"被吓坏了"，整个夏天都在演练，甚至采用了录像的手段来协助。但在开会前一周得到通知，FDA 决定取消会议（Clinical Development Scientist，2015）。这位前员工还记得，自己总的来说并不是特别担心最后的结果,因为罗氏认为对达菲已经进行了充分的展示,并且证据充足(Clinical Development Scientist,2015)。虽然从表面来看,达菲的 FDA 审批流程异常顺利,但其实这一顺利是建立在先前瑞乐沙申请审批颇为坎坷的基础之上的。

使出大流行撒手锏:瑞乐沙溃败前的最后挣扎

在咨询委员会给出否定意见之后,瑞乐沙的申请最终结果如何?经过进一步商议,FDA 的高管们决定**不采纳咨询委员会的意见**,批准了瑞乐沙的申请。他们可以这样做,是因为严格来说,咨询委员会的决定只是一种建议,没有任何约束力。推翻建议尽管相对罕见,但也确有先例(Moynihan and Cassels,2005:163)。

瑞乐沙的申请为什么又通过了呢?尽管咨询委员会给出了否定答案,这件事最终出现转折是出于对流感大流行的担忧。咨询委员会会议后,葛兰素·威康在致 FDA 的信中搬出了这一健康安全问题。帕尔默代表葛兰素·威康致函 FDA,提醒道:

> 1998 年,CDC 协同 HHS 和 FDA,要求葛兰素·威康为未来流感大流行制定一份扎那米韦(瑞乐沙)供给计划。为响应这一要求,我们制定了包括扩大生产规模、积累充足的库存,以及在全球范围内进行药物分发等在内的一揽子计划。鉴于抗病毒药物咨询委员会的负面意见以及我们商业平台的缺乏,我们无法在美国开展这一人道主义计划,但我们将继续在其他国家推行流感大流行防疫计划。(Palmer,1999:7)

这封信意味深长——不批准该药很可能破坏美国流感大流行的防备。这是一个绝佳范例，体现了在对新药进行监管批准的过程中，一家大型制药公司如何引发政府对大众健康安全的担忧。

瑞乐沙的 FDA 批文中多处细节显示，对流感大流行因素的考虑是该药物最终获批的关键。该文件承认，针对季节性流感展开的疗效研究在对流感大流行的药效上"并不具有说服力，该药之所以起作用可以从多个角度解释"，并且"利用现有信息尚不能判断该药是否可以用于流感治疗，批与不批都能找到合理的理由"（FDA，1999c：140）。换句话说，瑞乐沙的批准与否，全在一念之间，许多问题尚不确定。

然而，考虑到流感大流行可能带来的威胁，FDA 最终批准了瑞乐沙的申请。正如审查中指出，"批准该药用于流感治疗的根本原因在于，尽管每个患者的平均获益很小，但这个小小的平均获益若放在人群这一大范围中，有可能被转化为潜在的重要影响，特别是在流感大流行广泛传播的情况下"（FDA，1999c：47–148）。确实，"瑞乐沙在大量试验的结果中均展现出疗效（尽管疗效有限且不一致），极少出现令人担忧的安全性问题，这给具有潜在大流行可能的疾病（在该情况下即便是微小的获益也具有巨大的公众健康价值）增加了一项治疗选择方案。总体而言，在标签语言无误，并作出 4 期临床试验承诺的情况下，可以认为该申请已具备足够的条件，能够获得监管批准"（FDA，1999c：153）。该文件综合了 FDA 几个月来的讨论内容，认定批准是合理的（FDA，1999c：152）。尽管严格来说，这份监管批准申请只针对季节性流感，且其开展的临床试验对象也只是季节性流感患者，但出于对流感大流行的健康安全考虑,神经氨酸酶抑制剂最终被获准用于季节性流感大流行。在监管机构抉择艰难之时,对于健康安全方面的考虑最终使瑞乐沙获批占据了上风。

这种担忧流感大流行审批逻辑也不局限于美国的审查程序。在欧洲,类似这种对流感大流行的考虑也部分影响了对达菲的监管决策。对欧洲监管人员的采访证实了这一点:"站在我们监管机构的角度,可以想见,药物在遏制流感大流行或季节性流感病毒传播中的潜在价值,都是其利益风险评估的重要方面。"(EMA Officer,2013)。在欧洲的审查过程中,对于流感大流行的考虑被明确包含在了欧洲公共评估报告里:"就目前所掌握的情况来看,神经氨酸酶抑制剂对典型的季节性流感作用乏善可陈。然而,当流感大流行发生或者季节性流感病毒传播时,它是疫苗之外的另一个重要选择。"(EMEA,2005b:24)对神经氨酸酶抑制剂而言,仅从季节性流感角度出发,监管审批流程不止一次处于微妙的支持与反对双方僵持的状态,监管机构人员很难给出最终决策。而从流感大流行的考虑出发,决策立马转向了支持获批的方向。

这种推理其实存在一个相当大的问题。实际上,关于此类产品对未来流感大流行的有效性,监管机构掌握的数据少得可怜。这类数据几乎不可能通过临床试验获得。前 FDA 官员保罗·弗莱尔(Paul Flyer)对此做了经典阐释:"对流感大流行的主要担忧在于,相对于季节性流感而言,它的发病率和死亡率有可能增加。由于流感大流行不可预测,且在暴发期间进行人体随机试验并不符合伦理规范,因此,要研究流感大流行的治疗方法,即使不是完全不可能,也是极其困难的。"(Flyer,2013)换句话说,不能通过流感大流行获得临床试验数据是有现实和伦理原因的。怎么可能针对一次无法事先了解其全貌和严重程度的疫情开展临床试验呢？即使流感大流行真的发生，为排除偏倚而进行的随机试验意味着剥夺一些受试者获得药物的权利，这会引发一系列伦理问题。上述内容表明，在当时不可能有强有力的证据，证明这些药物应对未来的流感大流行的有效性。

最终，关于神经氨酸酶抑制剂能在未来的流感大流行中发挥作用的说法，当时确实是基于季节性流感相关数据推断和臆测出来的。弗莱尔对此解释道：

> 接下来的问题就变成了季节性流感暴发的治疗数据能否作为流感大流行治疗产品的批准依据。人们认为可以把季节性流感的数据外推至流感大流行的理由是，机体抑制流感大流行相关病毒更为困难，而抗病毒治疗可以帮助机体抑制该病毒，直到机体对该病毒产生抵抗力。尽管这种可能性看似具有逻辑，但我们没有任何证据显示目前市面上存在的药品能降低流感大流行的发病率和死亡率。从公共卫生和监管机构的视角来看，是允许制药公司通过外推原则推广，将新药投入大流行治疗好呢，还是先获取实验数据，再将新药投入大流行治疗好呢？在缺乏足够的人体临床试验数据的情况下，监管机构很难做出批准决策或提供推荐意见，并会陷入流感大流行临床试验不足甚至缺失的尴尬境地。（Flyer，2013）

这个问题不仅仅局限于流感大流行，对于其他健康安全威胁，也同样存在。现在很多危险的疾病，如天花或瘟疫，可能只会在极少数人身上发生,但是它们可能对人体造成极大的破坏,甚至是致命的。在这种情况下,要严格进行有效人体临床试验,非常困难,而且,人们也不可能接受这种仅仅为了获得数据而故意让很多人感染致命病原体的做法。因此,神经氨酸酶抑制剂的相关监管批准决策是否应该把大流行的因素考虑进去?这个问题也引出了新 MCM 产品研发中一个更为普遍、更重要的问题:如果不能进行符合要求的人体临床试验,这些产品怎么能获得监管部门的批准呢?很显然,如果获得监管批准无望,制药公司就肯定不愿意开展成本高昂的新 MCM 产品研发。因此,如何获得监管批准的问题是 MCM 产品研发中另一个复杂问题。

针对 MCM 产品的特殊规则

政府如何解决这一问题?一方面,政府希望通过鼓励研发新的 MCM 产品来更好地保护民众,减小未来发生健康紧急情况带来的影响;另一方面,通过监管药品,确保其安全性和有效性来保护民众,也是政府的职责所在。因此,政府是否应该在监管批准上给予 MCM 产品特殊待遇?如果是,相应的监管审批流程应该有多大的灵活性?在保证民众安全的前提下,现有程序具有多大的弹性?

一些政府已经开始出台新的法律框架,以管理 MCM 产品的审查。例如,FDA 在 2002 年 5 月制定了一条名为"动物(效应)法规"的新规定。该法规规定,若 MCM 产品的毒性机理已知,且该药在 1 个以上的与人类具有高相似性的动物体上证实有效(某些情况下,1 个动物体也可),同时能够筛选出适用于人体的剂量的情况下，就不需要通过大量的人体临床试验，仅通过动物试验就可以证明该产品的有效性（FDA，2002）。

但是，该法规并没有免除药品的安全性评估，这一点与现行的新药要求保持一致。换句话说，新MCM产品仍然需要进行小规模的人体临床试验（必须是在未受病原菌感染的人体中），以确定药品的安全性及副作用。此外，该法规还提出，当研究变得可行且符合伦理规范时，仍需对上市后的药物进行进一步的研究，以核实其临床效果，并进一步评估其安全性（Wizemann等，2016：35）。

过去十年中，美国政府已经在逐步实施这一动物效应法规。监管机构最初非常谨慎，主要利用该法规来批准将市场上现有的药物用于治疗其适应范围之外的新的症状。例如，2003年2月5日，FDA批准将溴吡斯的明（PB）用于甲氟磷酸异己酯神经毒剂中毒的致死性预防。溴吡斯的明已于1955年在美国获准用于治疗一种罕见的神经系统疾病，即重症肌无力，而现在制药公司又考虑将其用于其他疾病（Aebersold，2012）。这是动物（效应）法规的第一次应用。

2006年，动物（效应）法规再次启用，批准将一种名为羟钴胺素（维生素B_{12}的一种形式）的解毒剂用于治疗确诊或疑似的氰化物中毒。而根据一项针对烟气吸入受害者的前瞻性研究和多项回顾性研究，羟钴胺素已于1996年5月获得法国当局的生产许可（Aebersold，2012）。在完成了附加动物试验后，FDA于2006年12月利用该法规批准了羟钴胺素的使用。这次主要是基于对狗进行的一项安慰剂对照研究（Aebersold，2012）。2015年，FDA利用该法规批准了BioThrax用于新的适应证。BioThrax是一种炭疽疫苗，最初于 1970 年被 FDA 批准上市。这是第一款仅凭动物实验数据就获得 FDA 批准的疫苗产品（FDA，2015）。FDA 利用"动物（效应）法规"批准这些药物用于新的适应证，但所有这些产品之前都已获批用于其他适应证。

最近，该法规被更大胆地用于批准新近研发的 MCM 产品。例如，2012 年 4 月，FDA 使用该法规批准了左氧氟沙星（levofloxacin）的上市。这是一款由强生公司生产的用于治疗肺鼠疫的抗生素。该药物的获批是基于非洲绿猴肺鼠疫的感染试验。同年 12 月，FDA 还批准了葛兰素史克（Glaxo Smith Kline，简称 GSK）生产的瑞西巴库——一种治疗吸入性炭疽病的单克隆抗体药物。葛兰素史克先在猴子身上进行了试验，又在兔子身上进行了另外三项试验。这些案例都意味着动物（效应）法规使得许多新的 MCM 产品可以获得监管批准，而这在常规的程序下是不可能实现的。这标志着各国政府为了适应 MCM 产品研发的特殊需求，已经开始就药品监管审批流程做出重要调整。

对达菲生命周期中这个时段进行的探索，揭示了监管批准流程对于新药的重要意义。由于药效的发挥肉眼不可见，远远超出了人类的感知范围，因此制药公司首先必须向监管机构提供大量的证据，证明其药物在人体内能安全有效地发挥作用。为此，设计的临床试验的花销巨大，因此公司通常会投入大量的资金，为监管批准程序获取大量的临床试验数据。但是，除非监管机构对该药品的安全性和有效性相当满意，否则他们也无法保证最终获得监管批准。如果申请不成功，前期投资将会是竹篮打水一场空。

因此，制药公司对新药进行临床试验以及申请监管批准的过程中，面临着相当大的商业风险。研发达菲和瑞乐沙的两家公司在监管批准阶段遭遇的许多重大的挫折都证实了这些风险的存在。就瑞乐沙而言，该药物最初在美国被咨询委员会否定（尽管该药物最终获得了 FDA 的批准）；而对达菲来说，它在欧洲的第一次申请就遇到了困难，导致其延迟上市。这些挫折自然也会对其背后的制药公司产生不利的商业影响。因此，此类监管批准程序中出现的任何额外的不确定性，都将对商业化运作的制药公司在决定是否开发新药时造成重大影响。

正如两位流感专家所解释的那样："尽管从科研设计的角度来看，重度流感患者参与的随机对照试验是可行的，但在伦理上是不可行的，因为使用奥司他韦是重度流感病毒感染的标准疗法。"（Hurt and Kelly，2016）这就是为什么对达菲而言，临床试验也只能针对季节性流感进行，而不能针对流感大流行。一旦涉及新的 MCM 产品，对其有效性的证明过程可能比许多其他临床常规用途的药品困难得多。

监管批准的高风险构成了 MCM 产品的另一个，也是第四个重大挑战。它意味着政府在鼓励研发新 MCM 产品时，不仅要克服科学、经济及后期研发推广的障碍，还需要应对新 MCM 产品研发出来后产生的第二轮挑战：如何将其转变为一种有实际应用价值的 MCM 产品能力，以便在未来紧急状况下进行部署。获得官方的监管批准也是新一轮挑战中的重要一环，因为政府必须首先确保新 MCM 产品的安全性和有效性，然后才能进行批量购买以保护民众。

由此，一些监管机构也已经开始在新 MCM 产品的审查流程中加大灵活性。比如，欧盟现在新增了特殊情况下批准上市的程序。

若疾病很罕见或者收集相关信息会违背医学伦理，导致申请方无法提供常规所需的有效性和安全性的数据时，可以启用该程序（Cavaleri，2016）。美国政府通过动物（效应）法规进一步加大了审批流程的灵活性。此外，BARDA 开发了一个全新的临床研究网络（Clinical Studies Network，简称 CSN），以协助从事 MCM 产品研发的公司进行临床研究；同时还建立了一个独立的非临床研发网络，帮助公司获得符合监管机构严格要求的动物模型（Nicholson 等，2016：18）。总体而言，已有 BARDA 支持研发的 23 种 MCM 产品获得了美国 FDA 的批准（Hatchett，2016a）。

2. 虚拟的重磅药物
——禽流感与大流行防备计划

新药一旦获得监管部门的批准，接下来就是走向市场。这是公司可以开始收回新药开发投资的起点。即便如此，仍然存在巨大的商业风险，因为新药获得监管批准与商业上的成功相去甚远，新药许可和新药采用有天壤之别。本章将探讨达菲在获得上市批准并进入市场后的艰辛历程。达菲最终是否会不负厚望，成为罗氏新的重磅药品呢？

不会，至少开始的时候不会。达菲刚一进入市场，很快就遇到许多障碍，期待中的商业成功并没有纷至沓来。大多数国家都禁止MCM产品直接面向消费者（direct-to-consumer，简称DTC）的营销模式，这使得罗氏很难在达菲潜在的客户群中提高其知名度。此外，关键药物市场的一些政府还设立了新机构，负责从成本-效益的角度对新药进行审查。在他们的标准里，药物不仅需要被证明是安全的和有效的，还必须向这些机构显示它是物有所值的。一直以来，罗氏试图说服各国政府购买达菲以防备流感大流行，但在最初几年内，这些努力很大程度上都属于白费口舌。在获得监管批准后的几年时间里，达菲整体的商业表现令原本对其寄予厚望的罗氏大失所望——达菲不太可能成为重磅产品！

这种不利的商业状况直到2003年才开始改变。那一年，人感染高致病性禽流感（H5N1）在香港意外地再次出现。随着致命的H5N1开始蔓延到其他国家，并最终逼近多个高收入国家的边界时，政府对达菲的兴趣突然达到顶峰。随着国际社会对迫在眉睫的流感大流行担忧急剧飙升，达菲作为季节性流感的抗病毒药物的不那么成功的第一次商业生命逐渐退出人们的视线，它迅速转身为世界上最耀眼的MCM产品，以抗击一触即发的流感大流行的威胁，达菲就此迎来更有前景的第二次生命。达菲的商业命运彻底扭转，全球对该药的需求猛然间呈爆炸式增长，各国政府、公司和个人争相购买稀有的国际抗病毒药物，以构筑抵抗流感大流行的第一道防线。

全球对达菲需求的突然逆转，揭示了更广泛意义上MCM产品面对的两个进一步的挑战。第一，政府不得不仔细评估对此类产品的需求，以确保能在正确的时间，获得正确数量的正确MCM产品来保护民众。对于政府来说，等到紧急情况发生后再试图获取药品，似乎是不可行的，因为需要非常迅速地施用药品，而各国政府的需求量可能会超过供应链能够快速配送的正常负荷，同时，在紧急情况下，现有的供应链本身可能乱作一团。第二，MCM产品可以施用的安全环境使事情变得相当复杂。

在这次达菲突然"爆红"事件中，多国政府试图通过紧急储备达菲来应对H5N1这一挑战。然而，如果没有相应的物流措施来保障达菲迅速分发，以解民众燃眉之急，纵然库存满满，也于事无补。另外，一旦建立了药物储备，政府也必须进一步考虑如何在短时间之内急速而准确地把MCM产品分发给个人，并且有可能是在常规的分发渠道因大流行暴发而遭到毁坏的背景下进行。因此，除了药物需要管理方面的挑战之外，本阶段会出现另一个挑战——物流挑战，即在紧急状况发生时，政府如何将海量的 MCM 产品分发给民众。

这两个额外的挑战也再次表明，有效的 MCM 产品能力终究不能简单地等同于政府如何鼓励制药公司开发一些新产品。如果政府期望药物起到庇护民众的作用，那么还有许多工作要做。他们需要进一步确保能在适当的时间获得适当数量的药物。他们还需要建立一个系统，以保证未来紧急状况出现时，能快速地将药物分发到民众手中。

走钢丝的达菲：争夺切实可行的商业市场

尽管达菲获得了监管批准，罗氏要从该新产品中获取利润，仍面临诸多障碍。最大的挑战是如何提升患者对该新抗病毒药物的认知度。毕竟，如果医生和患者都不知道这种治疗流感的新产品的存在，医生开药和患者买药就无从谈起。而且，流感患者通常不去求医，人们普遍认为，感冒了多休息多喝水就行。然而，若要达菲发挥药效，患者在刚显示出流感症状时就应开始治疗，这意味着，为使达菲获得商业成功，罗氏首先要做的就是改变人们对流感的相关应对方式，促使人们一有流感迹象便积极求医。对此，当时瑞士罗氏制药公司的产品经理玛歇斯·迪克（Mathias Dick）简明扼要地概述为："七十年来，我们一直在告诉人们，对流感而言，最好的办法就是卧床休息。但现在我们不得不说服他们去看医生。"（Schneider，2001）

禁止 DTC 营销模式

罗氏将达菲转化为商业成功所面临的第一个障碍是，药品广告在世界许多药物市场上受到严格管制。瑞士的案例就是一个很好的说明。达菲在瑞士获得了世界上第一份监管批准，但瑞士法律规定，新药获得许可的头五年内，必须作为处方药使用。更要命的是，瑞士禁止处方药的 DTC 广告。如何在瑞士监管环境中，在患者和医生群体里，提高该药的知名度？罗氏绞尽脑汁，尝遍了各种方法。罗氏公司的玛歇斯·迪克团队首先开发了信用卡大小的宣传册，阐明流感大流行和普通感冒的区别，并提供咨询电话号码和互联网地址。当时仅在瑞士就分发了超过五百万册宣传册（Schneider，2001）。

同时，罗氏还推出了新的海报，内容大致为："您对流感知多少？请即刻搜索网址：www.Tamiflu.ch。"（Schneider，2001）新海报设计很巧妙，通篇没有直白地提及达菲的名称，却将达菲清楚地嵌入了网站域名 www.Tamiflu.ch（Baumgartner，2000）。罗氏团队还组织了一次宣传巡游，涵盖瑞士 12 个城市，旨在提升该新药在医生和药剂师群体中的知名度。罗氏甚至付费邀请一些瑞士记者出席其在伦敦举行的新闻发布会，让这些记者了解流感给健康和经济带来的威胁，以及达菲如何药到病除（Schneider，2001）。

不出所料，瑞士当局对罗氏这些做法并不认可。他们认为，一些活动违反了相关规定，因此禁止罗氏在具有广告效应的网址中使用达菲这一名称，最终罗氏将宣传网址更名为 www.roche-grippe.ch（Baumgartner，2000）。很显然，在这种监管背景下，罗氏如果期望达菲获得辉煌的商业成功，唯有艰难争取。考虑到当时的前景，鉴于该药的成功有赖于患者应对流感的方式往积极求医方向转变，罗氏的营销团队觉得该药至少需要 5 到 10 年的时间才能在市场上站稳脚跟（Schneider，2001）。

罗氏在瑞士遇到的种种监管限制同样会出现在其他欧洲市场。所有欧盟国家都禁止处方药的 DTC 广告。实际上，除美国和新西兰外，世界上大多数国家都禁止处方药的 DTC 广告。即使是在 20 世纪 90 年代后期处方药 DTC 广告就已合法的美国和新西兰，对处方药进行 DTC 广告的实际运作也常招致各种争议，这两个国家曾经一度试图通过修改法律来暂停新处方药的广告宣传（Magrini and Font，2007）。在美国，此类广告仍受 FDA 的监管。从严格的商业角度来看，禁止 DTC 广告的规定严重阻碍了达菲的广泛推广和采用。

尽管如此，美国无疑仍然是世界上为数不多的罗氏最能充分施展营销才能的国家之一。葛兰素·威康已经在大力推广与达菲势均力敌的产品瑞乐沙，甚至招募红遍美国的情景喜剧《宋飞正传》（*Seinfeld*）的名角韦恩·奈特（Wayne Knight）扮演令人讨厌的取名"流感"的房客（West，2000：122）。为迎头赶上，罗氏与专业公司——爱德曼国际公关公司纽约分公司（Edelman New York）展开合作（West，200：120）。美国的达菲营销活动于 1999 年 11 月 15 日启动，也就是在达菲获得 FDA 批准仅仅三周后——罗氏投放了电视广告和印刷广告（West，2000：120）。所有的广告都突显了一个免费电话号码 1－800－I－GOT－FLU 和一个网址 www.Tamiflu.com（West，2000：121）。

然而，最具创意的营销策略无疑集中体现在达菲厢式货车上。这种厢式货车（或卡车）的后部被设置成一个全玻璃的、家具一应俱全的公寓套房（约 9 英尺×20 英尺，1 英尺≈0.30 米），房内有一位演员做现场表演。人们可以清晰地看到许多日常的饮食起居活动，比如演员会穿着睡衣起床、吃早餐、看报纸，然后，看电视、工作、玩电子游戏等。所有的活动都在玻璃房里旁若无人地进行，一览无遗地呈现在观众眼前。卡车的侧面印了妙趣横生的一句话"面对流感，这个镇上的人可以高枕无忧，那其他人咋办？流感来袭，我们有达菲"。这次巡游穿越了全美 71 个最大的流感药物市场，共动用了 8 个这样的"移动公寓套房"（Bittar，2001）。

随着创意营销活动初见成效，达菲开始在抗流感病毒药物市场上占主导地位，在美国赢得了 58% 的市场份额。从 1999 年 11 月到 2000 年 4 月，达菲的销售额达到了 4 100 万美元，而瑞乐沙的销售额仅 2 000 万美元（Bittar，2001）。可见，达菲虽然没做到率先进入美国市场，却上演了一出后来者居上的好戏。接受本书采访的一位流感科学家回忆说，当年圣诞假期间流感暴发达到峰值，这对达菲的营销起到了推波助澜的作用。葛兰素·威康显然是因为害怕千年虫问题而关闭了计算机，这意味着他们无法从产地法国运出瑞乐沙。而且瑞乐沙后来还出现了一些副作用问题（Influenza Scientist，2014）。如此一来，达菲在美国取得了得天独厚的商业形势，放眼全球，这样的机遇堪称千载难逢。

第四道障碍？NICE 与成本效益分析的兴起

罗氏（以及葛兰素·威康）欲将其新的神经氨酸酶抑制剂打造成重磅产品，面临另一个障碍。如前所述，在全球一些重要的药物市场,一些政府纷纷设立新的机构,开展基于成本效益的进一步的新药审查。许多政府无法摆脱螺旋式上升的医疗保健费用的压力,在如何分配有限的公共资源问题上左右为难。由于神经氨酸酶抑制剂似乎只能使病症消失的时间缩短 1 天左右,就成本效益而言,瑞乐沙和达菲通常被视为边缘药物。回头来看罗氏在国内市场的销售情况:瑞士的医疗保险基金通常不愿支付这些新药的费用,要求降价 20%。这些医疗保险基金认为这些药的实用性、有效性以及给公共卫生带来的利益物非所值,甚至认为与其花这个大价钱买药品,倒不如坚持接种疫苗来得实在(Schlatter,1999)。

在英国,政府与制药公司之间在成本效益方面的斗争尤其激烈。瑞乐沙申请新药许可恰好遇上 NICE(National Institute for Clinical Excellence,英国国立临床规范研究所)刚刚成立。NICE 负责向英国国家医疗服务体系提供药物的临床疗效和成本效益方面的建议。这个新机构评估的第一种药物就是瑞乐沙。双方商议达成共识,在 1999—2000 年流感季节来临前加快完成瑞乐沙评估。于是,葛兰素·威康在 1999 年 9 月 1 日向 NICE 提交了评审材料。众人皆知,评审结果对于各方都事关重大。对公司而言,这关乎瑞乐沙的未来市场;对 NICE 来说,作为一个新机构,亟待确立可信度。

NICE 审查后得出了也许是制药公司最担心的结论,它建议"医务人员在 1999—2000 流感季节不应当开扎那米韦(瑞乐沙)这种药"(NICE,1999:2)。NICE 发出了一个明确的信号,即成本效益分析对于政府的可持续发展至关重要,未能达到门槛的药品此后将陷入困境。

市场分析师迅速诠释该决定的广泛商业意义。美林财富管理公司分析师奈杰尔·巴恩斯(Nigel Barnes)指出,"单从英国(药品销量占全球6%的份额)来看,这一决定的影响可能不足挂齿,但如果推及其他地方,特别是医疗费用几乎透明的欧洲,结果可能会大相径庭"(引自Pilling,1999)。从商业角度来看,尤其令人担忧的是,NICE的决定可能会影响日本的监管机构,日本开展了类似的审批程序。当时日本是世界第二大药品市场(Pilling,1999)。

如果说葛兰素·威康公司对此决定大吃一惊的话,那么所有总部设在英国的制药公司无不目瞪口呆。这项决定造成的行业动荡是如此之大,以至于英国制药集团(那时集团成员包括阿斯利康、葛兰素·威康和史克必成),在非常时期采用非常手段,直接上书当时的英国首相托尼·布莱尔(Tony Blair)。信中声明公司"对这一建议大为震惊",同时指出"这对英国制药业可能造成毁灭性打击"。更具现实意义的是,这封信言明NICE目前实际上已经成为制药公司进行新药开发的第四道障碍。"NICE关于瑞乐沙的建议所传递出的信号已经给制药业带来巨大损失,"信中断言,"它对瑞乐沙的裁定具有里程碑意义。同时清楚地表明,我们的惶恐不安绝非无中生有"(McKillop,1999)。然而,NICE不会屈服于行业施加的这种政治压力。次年(2000年11月)NICE发布的进一步用药指南中重申"对于健康的成年人,不建议使用扎那米韦治疗流感"(NICE,2000:1)。截至2004年,葛兰素·威康公司只售出价值约400万英镑的该种药物(Jack,2006)。

如果说NICE的评估不利于葛兰素·威康的瑞乐沙(扎那米韦)发展的话,那么几年后面世的达菲(奥司他韦)面临的境况也大同小异。NICE于2003年2月和9月分别发布了两个关于奥司他韦的建议，分别着眼于药品的治疗用途和预防用途。第一个建议是，推荐将达菲仅用于出现流感样症状的"高危"成人和儿童，并在症状初显的 48 小时内展开治疗（NICE，2003b：1-2）。第二个建议，虽然不推荐使用奥司他韦进行季节性流感预防，但推荐用于某些 13 岁以上的"高危"人群暴露后的预防治疗。这类人群指未接种疫苗且曾接触流感样患者的人群，他们可以在 48 小时内使用达菲开始预防性治疗（NICE，2003a：4）。

总之，政府对成本效益愈发的重视开始成为这些抗病毒新药广泛采用的第二轮第二个障碍，尤其是据称达菲的使用使病症消失的时间只缩短了一天左右，制药公司面临的阻碍就更大了。神经氨酸酶抑制剂的开发商现在面临双重挑战。即便他们已经开发了一种新药并获得了监管部门的批准，但是在大多数市场上仍无法开展新产品广告宣传，而越来越关注成本效益问题的类似 NICE 的新机构又不建议广泛采用这些新品。正如《药物时代》2003 年的一份报告指出的那样："尽管为这些产品摇旗呐喊，但对其寄予厚望的两家公司都大失所望。虽然远销全球 40 多个国家/地区，但由于一些政府对成本效益问题存在担忧，公司所收集到的最新数据表明，达菲 2001 年带来的收益仅为 9 700 万瑞士法郎。"（Pharma Times，2003）越来越清楚的是，神经氨酸酶抑制剂成为公司重磅产品的最初期望化为泡影。

充耳不闻：政府对于创建大流行储备不屑一顾

利用达菲应对季节性流感的努力付诸东流，罗氏还有扭转达菲商业命运的最后一招。考虑到流感挑战的双重性，公司转而力推将达菲用于治疗流感大流行。因此,罗氏开始与各国政府接洽,探寻他们是否有兴趣把该药物的购置列入大流行防备计划。出于大流行防范目的,将药物直接推销给政府,就规避了 DTC 营销模式,也就摆脱了适用于季节性流感的日益加强的成本效益评估的约束。实际上,人们普遍认为,健康安全威胁和流感大流行(而不是季节性流感)超出了 NICE 这类机构的职权范围。鉴于欧盟(全世界)有为数众多的政府,为覆盖相当比例的人口,对于大流行防备计划,这些政府都有建立大规模储备的需求,而这可能会为罗氏另辟蹊径,通向商业成功。

但是,当时大多数政府对罗氏早早地发出的流感大流行幽灵卷土重来的警告置若罔闻。实际上,他们在最初的几年中对于建立药物储备犹豫不决,迟迟不愿下订单。罗氏流感大流行团队当时的负责人大卫·雷迪(David Reddy)表示,罗氏正在与各国政府磋商流感大流行防备计划。然而,他说:"我们的宣传活动简直就是对牛弹琴,流感大流行的威胁被认为是捕风捉影。寥寥无几的订单犹如杯水车薪。"(引自 Samii and van Wassenhove,2008:1)尽管 WHO 那时已建议政府制定流感大流行防备计划,罗氏也试图说服各国政府储备达菲,但大多数政府的流感大流行防备计划始终未能出台(Samii and van Wassenhove,2008:6)。罗氏一位前雇员甚至回忆道:"我记得有些监管者对我们几乎是冷嘲热讽,嘲笑地问我们流感大流行是什么?称流感大流行纯属子虚乌有。"(Bergstrom,2013)

罗氏关于政府储备计划必要性的观点在一个国家得到了些许关注,这就是美国。美国对可能流感大流行的防范准备工作于 1997 年 8 月开始加速。那一年,CDC 对香港暴发的感染家禽和人的禽流感

(H5N1)进行了疫情调查。这是首次发现人类感染这类传染病,并且证明相当比例的感染是致命性的。在大流行恐惧与日俱增的背景下,美国政府于 2003 年底与美源麦克森公司签订了一份价值 1 060 万美元的小合同。经费来源于美国国家战略储备(Strategic National Stockpile,简称 SNS)基金,共计购买了 23.8 万个疗程的达菲(US Senate,2005:20)。2004 年,美国政府又与罗氏签订了另一份价值 7 400 万美元的合同,再次使用 SNS 基金购买了 210 万个疗程的达菲(US Senate,2005:20)。

即便如此,美国的达菲储备量仍然很小,并未给达菲的盈利状况带来多大起色。但放眼全球,这样的商业表现也算是可遇不可求的。总体来说,达菲的商业前景仍然黯淡无光,流感大流行防备的商业策略似乎不足以扭转达菲在应对季节性流感方面的拙劣的商业表现。最初从吉利德科学公司购买达菲专利的罗氏的弗朗茨·胡默,在接受英国《金融时报》采访时解释说:"我们最初的预测过于乐观,我们曾以为医生会给流感患者使用达菲,政府会支付费用。"(引自 Jack,2006)总体来说,事实证明该假设是不正确的。日本是一个引人瞩目的特例,该国同意为达菲支付医疗服务费用(Jack,2006)。由于处方量有限,2003 年以前,达菲甚至没有进入罗氏最畅销药物 20 强(Vetterli,2009)。

到此阶段,达菲已迅速沦为商业失败者。反观罗氏投入巨资从吉利德科学公司购买分子模型、开发药品、建立大规模生产设施、开展临床试验、获取监管部门批准、进行市场营销等一系列工作,似乎都变成了反面教材,警示人们仅仅获得监管批准并不能保证商业成功,告诫制药公司在开发新产品时需要倍加小心。此外,即便有非常明确的商业市场,也仍然无法确保商业成功。因此,达菲的第一次生命,即作为常规的抗季节性流感的抗病毒药物,开始慢慢淡出人们的视线。

引爆点:达菲作为第一道防线

2003 年的一宗意外事件戏剧般地改变了达菲在全球的命运。那一年,在亚洲偶发的人类感染高致病性禽流感 H5N1 的有关报道见诸报端。此类人类感染 H5N1 病毒的事件于 1997 年首次出现在香港,香港当局迅速采取措施将疫情扑灭在初期,包括捕杀了许多鸟类。这些措施看起来很成功,接下来的几年也很安定。然而,2003 年,香港再次出现人类感染 H5N1 致死病例。紧接着,2004 年 2 月和 3 月越南相继发现感染人群。这些病例引起了国际社会对可能暴发的新的流感大流行的广泛关注,因为人传人的可能性无法立即排除(WHO,2011a)。

随着时间的推移,亚洲其他国家相继出现了更多的人类感染 H5N1 病毒病例,并开始向欧洲边界蔓延。亚洲出现的这种致命的人类感染 H5N1 新病例,与荷兰暴发的致死性的 H7N7 相继发生,将为达菲带来历史性的转折。突然间,政客们似乎明显地察觉到了新流感大流行暴发的可能性,各国政府感受到前所未有的政治压力。这种压力来自对自身是否为应对更大范围的流感大流行的暴发做好准备的反思。一旦发生不测,政府将采取什么措施来保护民众?是否已做足准备能确保民众抗病毒药物和疫苗的可及性?

更糟的是,近来面对其他突如其来的危机,许多政府似乎措手不及。从政治角度出发，他们都忌讳并竭力避免同样的灾难三番五次地发生。例如，在美国，乔治·W. 布什（George W. Bush）总统的政府应对卡特里娜飓风搞得一团糟，正忙得晕头转向，对任何发生概率很小但影响力巨大的灾难性事件都必须严阵以待（Schulz，2005）。在法国，夏季热浪导致老年人过多死亡，总统雅克·希拉克（Jacques Chirac）同样希望这种影响政治声誉的悲剧不会重演。在英国，口蹄疫暴发的阴霾仍未散去（Jack，2009）。随着 H5N1 的扩散，眼下所有的目光再次聚焦到各国政府，判断他们应对下一次危机的能力，而下一次危机看来很可能就是流感大流行（Caduff，2015）。在这种情况下，许多政府的兴趣和工作重点发生了变化，因为他们突然感到对公众压力和政治压力猝不及防（Lakoff，2018）。

这种政治意识转变恰好为达菲迎来了第二次生命，使它一跃成为抗击流感大流行举足轻重的 MCM 产品。展望未来，政府对药物的考量将不再局限于严苛的成本效益，而会更多地考虑已经提升到至关重要地位的安全逻辑和政治需要。从季节性流感的层面转向流感大流行的层面，关乎达菲的经济账从根本上出现了计算方法的改变。与季节性流感相比，流感大流行可能带来更严重和更具破坏性的经济威胁，因此即便是微不足道的临床成效也被认为是可以接受的，尤其是从人群角度综合考量时。对达菲考量的政治逻辑也从严格的基于成本效益的经济评估，演变成面对潜在的灾难性的威胁是否具有安全保障。正如一位在欧洲从事流感工作的资深政策制定者所解释的那样："大流行来临时，您会更多地寻求安全保障政策，而不是钱财。"（European Influenza Expert，2012）大流行的威胁开始让政府使用公共资金大量购买达菲,并且出于政治需要,政府大规模储备达菲的前景开始展现。结果,政府对达菲的需求急剧上升,实际上,需求增长太快,以至于出现了全球抢购,政府需求瞬间便超过了商业供应链的供给能力。

2005 年 WHO 发布的指南在这一政治进程中发挥了关键作用。WHO 的指导意见是,一些适用于治疗和预防流感的药物也可能有效地治疗禽流感引起的疾病(WHO,2005:48-51)。该指南指出,虽然有一些限制,但是"抗病毒药物无论是在平时还是在大流行初期,都起着至关重要的作用"(WHO,2005:49)。在大流行初期,抗病毒药物尤其重要,因为在那个阶段尚无疫苗可用。"毫无疑问,疫苗是降低发病率和死亡率最有效的工具。当大流行来袭,发生第一波感染时,疫苗尚未问世,抗病毒药就显得更为重要。在没有疫苗的情况下,抗病毒药物将是唯一的医学干预措施,能为人群提供保护,同时也能为患者提供治疗"(WHO,2005:49)。作为流感大流行早期唯一的医学干预措施,抗病毒药将有效地构筑起第一道防线——至少对于那些能够获得抗病毒药物的国家而言。

但是,政府如何确保拥有足够的达菲来保护民众呢?各国政府将需要获得足够数量的达菲,以保障大部分民众的需求。同时,在感染初期,政府还需要非常迅速地把达菲分发到民众手中。然而,当时在大多数国家,应对季节性流感时,抗病毒药物的使用率很低。这意味着在大流行期间,达菲现有的供应链不可能满足政府急剧增长的需求(Nguyen-Van-tam,2015)。一旦大流行出现,各国政府都不可能轻而易举地购买到更多的现货,因为到那时,多国将同时抢购全球稀缺的达菲。因此,不能保证大流行期间全球市场上有足量的达菲可以满足政府的订单。如果政府要做到有备无患，就必须做出特别的安排。所以，WHO 建议各国政府："目前，预先储备药品是大流行来袭时确保足量供应的唯一途径。"（WHO，2005：51）许多政府决定遵循该建议，并开始建立储备，以确保能够在正确的时间，拥有正确数量的达菲。

那么政府新建的达菲储备规模应该多大？流感专家们众说纷纭。尽管 WHO 指南未提出具体数字，但预测这种大流行可能波及 25% 的人口。这个预测被大流行防备计划制定者广泛采纳（Jack，2006）。欧洲一位从事流感工作的资深政策制定者在反思欧洲的经验后，曾这样描述有关达菲储备规模的决策过程：政府"将征求各方意见，但最终会有一个核心的、带政治色彩的决定"，尤其是因为"注意，我们不得不说，没有答案，因为它很大程度上取决于病毒和正在出现的新病毒"（European Influenza Expert，2012）。总的来说，决定建立达菲储备的国家希望能够覆盖相当比例的人口。政府这种以群众健康安全为重的政治逻辑转向的首要效应，刺激了全球的达菲需求快速增长。

储备狂潮：H5N1 与列入防备计划的大流行

达菲储备迅速演变成全球达菲储备竞赛。在此竞赛中，哪些政府率先起跑？最早开始储备的往往是地理位置与亚洲报告的 H5N1 人类感染病例邻近的国家，或者曾经经历过从传染病出现到大流行的早期演变过程的高收入国家。例如，澳大利亚政府早在 2004 年 2 月就开始建立抗病毒药物储备。2004 年 4 月，澳大利亚政府签下了满足 20% 人口治疗需求的达菲订单。时任卫生和老龄部部长的托尼·阿伯特（Tony Abbott）表示，他们的订单"几乎垄断世界抗病毒药物市场 12 个月"（Abbott，2005）。

加拿大是另外一个早期建立抗病毒药物储备的国家。该国政府于 2005 年 2 月宣布购买达菲，数量足以保证近 100 万人的治疗需求（Jack，2006）。这个决定很可能与 2003 年的 SARS 经历有关，SARS 期间加拿大出现了 438 例疑似病例和 44 例死亡病例（Jack，2006）。因此，对于新发传染病的暴发，加拿大有近期的亲身经历，WHO 当时甚至颁布了加拿大旅行限制令。加拿大、美国和澳大利亚掀起了第一波建立达菲政府储备的浪潮。

尽管美国政府早在 2003 年就按照 SNS 计划开始储备达菲，但最初只作少量储备。直到 2005 年，罗氏仍不得不提醒美国国会，美国的达菲储备量远远落后于世界其他国家。罗氏警告国会说："目前其他国家在达菲的储备方面遥遥领先于美国；并且……美国必须立即做出承诺，承诺能够提供及时的、充足的达菲供应。"（US Congress，2005）当年晚些时候，美国政府确实雄心勃勃地开始储备达菲，展现出明显的变化——卫生与公共服务部部长迈克尔·莱维特（Michael Leavitt）向国会提议建立更大的储备：

> 我想强调一个重要问题，抗病毒药物是整体计划的重要组成部分，但不是准备计划的全部。药物对特定病毒的有效性也具有不确定性。如果病毒产生了耐药性，抗病毒药物也无能为力。药物的分发也存在困难。不过，这是整体计划中非常重要的一部分，该计划要求我们建立 2 000 万个疗程的储备。供应商表示，这些药物能够

在 2006 年第四季度交付，那么，到 2007 年夏季，我们的总储备量可以达到 8 100 万个疗程。再次重申，那是供应商能够交付的时间点。（引自 US Senate，2005）

这样一来，便有足够的药物可以覆盖美国 25% 的人口（超过 7 500 万人），剩下的 600 万个疗程的药物用以遏制突发状况（US Senate，2005）。

美国的储备之所以引人注目，不仅因为其储备量大（特别是从绝对数量上看），还因为美国政府希望在国内建立一个完整的达菲供应链的野心。美国政府这一野心并不是毫无来由的，而是建立在长远考虑上的：一旦全球大流行暴发，国际分发系统可能会遭受严重破坏；此外，到时候达菲的全球供应肯定会出现短缺，其他国家也可能将现有的库存或生产设施收归国有。莱维特部长说，美国政府下大订单，部分原因是"使生产商大力扩展美国生产能力，从而将来可以随时随地满足美国的需求，而不仅仅是满足眼下的需求"。同时，这一计划也可以帮助美国实现长期的流感大流行防备及健康安全目标（US Senate，2005：11）。罗氏适时地顺应了这一要求，美国最终建造了世界上最大的达菲储备之一。

相比之下，欧洲对达菲储备的可靠信息更难获取，这是因为罗氏不会披露政府订单。罗氏坚持认为，这是政府的事情，如果政府选择公布，那另当别论（Roche，2012：9）。然而，多个消息来源显示，2005 年也是欧洲政府储备达菲工作的转折点。罗氏制药部负责人威廉·伯恩斯（William Burns）2005 年 10 月指出："上周末罗马尼亚死掉了四只鸭子后，整个欧洲都疯了。在巴黎，达菲一盒难求。

这并不是因为我们暴发了流感。"（引自 S. Turner，2005）在欧洲边界发现的死鸭子备受关注，并引发多个国家开始抢购达菲。罗氏的大卫·雷迪当时注意到："在某个国家，我们一周内的达菲销售量就达到了我们通常情况下全年的销量数额！我们不得不优先处理政府订单，并确保常规流感季节患者的治疗。"（引自 Samii and van Wassenhove，2008：7）

有关欧洲储备工作的其他信息可从一份 2005 年欧洲流感大流行计划研究中获得，该研究是基于当时向公众公开的信息展开的。研究发现，当时欧洲有 20 个国家制定了抗病毒药物策略（Mounier-Jack and Coker，2006：1408），有 13 个国家公开承认进行了达菲储备，国家之间达菲储备量差异巨大，人口覆盖率从 2% 到 53% 不等（Mounier-Jack and Coker，2006：1410）。次年（2006 年），一份类似的研究显示欧洲的抗病毒药物储备量呈现上升趋势。该研究着眼于 2006 年 9 月底之前发布的欧洲国家大流行防备战略计划，在对 29 份战略计划进行研究后，发现"大多数国家战略计划表达出抗病毒药物储备意向，其中 14 份显示已完成储备"（Mounier-Jack 等，2007）。该研究得到了达菲制造商罗氏的资助。

接受本书采访的几位公共卫生专家指出，这些研究在欧洲决策层引发了忧虑情绪。的确，这些研究被视为向政府施加了毫无裨益的压力，迫使政府对其达菲储备量的设定作出解释，特别是当别的一些国家设立了更高的达菲储备目标时，这些政府面临的压力倍增。几位受访者还表示，在积极推广抗病毒药物方面，医药行业一直咄咄逼人，而国家之间的竞争压力也很大（例如，Tegnell，2012）。一位从事流感工作的欧洲资深流感政策制定者甚至指出，这些研究略微有些令人难堪。毕竟，罗氏翻开自己的订单簿，就能对欧洲各国政府现有的达菲储备了如指掌，但是基于合同中的保密条款限制，公司不能披露这些信息。为了绕开这种限制，罗氏实质上是在花钱雇人利用互联网，根据公开报道的数据，确定公司可以把信息披露到何种程度（European Influenza Expert，2012）。一位政策制定者回忆说："就我个人而言，我对建立国家之间的竞争文化并不感兴趣。国家纵然拥有最大的库存，如果无力分发，那些储备也毫无价值。"（European Influenza Expert，2012）这时政府间一定是互相目不转睛地盯着彼此的一举一动。

回顾往事，这场达菲储备竞赛最引人注目的是，大多数欧洲国家都选择单打独斗而不是协同作战。如果多个欧盟成员国同时建立达菲储备计划，他们理所应当采用一个泛欧盟联合方式。若果真如此，各国政府早就能统一战线坐在罗氏的谈判桌前。当时的欧盟公共卫生专员马科斯·奇普里亚诺（Markos Kyprianou）在2007年发表讲话时表示，他已将达菲储备计划列为个人工作重点之一。他认为的确应当建立一个欧洲区域性的达菲储备。当然，这同欧洲各国独自进行的达菲储备绝不能混为一谈，区域性的达菲储备只是作为战略性的应急之用。然而，由于欧盟力有未逮，外加缺乏一些成员国的支持，这个项目从未真正得以实施（Trakatellis，2007：25）。这与其他区域性团体形成鲜明对比。东南亚地区的表现尤为抢眼，该地区已达成协议，准备建立一个区域性的达菲储备（Trakatellis，2007：25），选址在新加坡建立一个50万疗程的抗病毒药物储备（Ghosh and Soeriaatmadja，2006）。

无论如何，在未来的一些年中，政府储备达菲都将成为一种普遍的国际现象。据罗氏透露，截至 2009 年，全球共有 95 个国家的政府购买了达菲。公司后来还报道，在 2004—2009 年间，已为世界各地的政府提供了 3.5 亿个疗程（35 亿剂）的达菲（Reddy，2010：ii35）。作为抗击流感大流行的 MCM 产品，作为抵御流感大流行的威胁的第一道防线，达菲事实上重获第二次生命，其商业命运彻底逆转。流感大流行的威胁意味着突如其来的全球性的巨大达菲需求，其中，政府为民众建立抗病毒药物储备占了很大份额。

唐纳德·拉姆斯菲尔德与五角大楼储备

许多达菲储备都是面向民众的。但是，一些政府还希望为特定的群体建立额外的储备，从而保障国家的核心部门切实得到保护并使其能在大流行期间继续有效运转。达菲历史上最精彩的篇章与美国国防部为美国军方专门建立达菲储备的意向息息相关，该意向登上了许多媒体的头版头条。原因是当时的国防部部长唐纳德·拉姆斯菲尔德与吉利德科学公司曾经关系密切。正是吉利德科学公司发明了达菲，拥有专利，至今仍从罗氏全球性的销售中收取专利使用费。

当时就职于总部设在华盛顿特区的 Roll Call 政治新闻集团的约翰·斯坦顿（John Stanton）研究了 2005 年政府对流感大流行的担忧对唐纳德·拉姆斯菲尔德财务状况可能产生的影响。在宣誓就任国防部部长之前，吉利德科学公司的同事们为拉姆斯菲尔德举行了隆重的欢送仪式。其间，吉利德科学公司总裁兼首席执行官约翰·马丁（John C. Martin）说道，"吉利德科学公司已经从一家前景看好的生物技术公司发展成为如今全球性的生物制药公司。唐纳德·拉姆斯菲尔德过去十二年中展现出的洞察力和做出的贡献价值连城"（Business Wire，2001）。但是，一旦拉姆斯菲尔德任职国防部部长，他与吉利德的财务联系将会怎样呢？履新政治职位，拉姆斯菲尔德不需要清算持有的大量的吉利德科学公司股份，因为该公司不是国防承包商（AFP，2005）。联邦政府披露的拉姆斯菲尔德当时提交的资料显示，他在吉利德科学公司拥有约 500 万至 2 500 万美元的资产（Schwartz，2005a）。

对于必须提交财务披露文件的程序，拉姆斯菲尔德以自己特有的风格表示出强烈的不满。在致美国联邦政府道德办公室（Office of Government Ethics）的一封信中，他抱怨这些表格"过于复杂且莫名其妙"（AP，2002），称这些表格"如此错综复杂，没有人搞得懂，无论受过大学教育与否"（引自 Washington Post，2002）。为了填报这些表格，拉姆斯菲尔德还支付了超过 6 万美元的会计师费用，他对此也颇为不满（拉姆斯菲尔德声称自己没有时间来填写）（AP，2002）。表格显示他当时的资产价值在 5 300 万美元至 1.75 亿美元之间（Washington Post，2002）。从该表格还可推算出，拉姆斯菲尔德必须出售 2 050 万美元至 9 120 万美元的资产或投资才能担任国防部部长（AP，2002）。

对于拉姆斯菲尔德的抱怨，时任美国联邦政府道德办公室主任的艾米·康斯托克（Amy Comstock）尽职地做出回应。她承认该表格确实令人摸不着头脑，并表明未来已有简化表格的计划。但是，她也提醒拉姆斯菲尔德，公开披露这些信息在防止发生利益冲突方面起着"重要作用"（Washington Post，2002）。时至今日，拉姆斯菲尔德一直在抱怨税法扑朔迷离,尽管雇用了会计师,但仍然不确定自己是否缴纳了正确的税额(Forbes,2014)。不管怎么说,五角大楼建立达菲储备的决定后来引发了一系列相关争议。这证明康斯托克关于潜在的利益冲突的警告是有先见之明的。

由于各国政府对 H5N1 全球大流行的担忧加剧,拉姆斯菲尔德持有的吉利德科学公司股票有望大幅升值。据报道,拉姆斯菲尔德在 2004 年出售了部分股票,根据他的财务披露报告,他获得了 500 万美元的资本收益(Lean and Owen,2006)。在接下来的 2005 年,由于各国政府对大流行的恐惧与日俱增,吉利德科学公司的股价从每股 35 美元进一步上涨至 47 美元。据《财富》杂志报道,拉姆斯菲尔德本该从其持有的吉利德科学公司的股票中多赚取至少 100 万美元(Schwartz,2005b)。约翰·斯坦顿曾计算过,从 2004 年底到 2005 年末,吉利德科学公司股票的增值意味着拉姆斯菲尔德的私有股份增值数额在 280 万美元至 1 377 万美元之间,而且以下两部分财产还未列入计算。其一,拉姆斯菲尔德可能之前已经将部分吉利德科学公司股票转移到他控制的基金和信托中。其二,拉姆斯菲尔德通过与他人共同创立并保持着经济利益往来的投资公司对吉利德科学公司进行投资的部分(Stanton,2005)。

鉴于他一直与吉利德科学公司保持着经济利益关联,拉姆斯菲尔德在国防部建立达菲储备的决策过程中的作用也引起了媒体的密切关注。为保护全球美军,五角大楼在 2005 年 7 月签下了价值 5 800 万美元的达菲订单(Schwartz,2005a;AFP,2005)。而拉姆斯菲尔德时任国防部部长,这一决定可能会引起利益冲突。随后,这个问题在 2005 年 11 月 1 日的一次新闻发布会上被提了出来。据报道，在与参议院道德委员会、司法部律师和私人证券律师商议之后，拉姆斯菲尔德在新闻发布会上做出了回应：他决定继续持有吉利德科学公司的股份，但不参与任何可能影响吉利德的决策制订（Stanton，2005）。

拉姆斯菲尔德说："我确实考量了所有的选择，并向这些人寻求建议，最后做出决定，如果我当下出售这些股份，就等于默认国防部的决策机制有问题。"（引自 AFP，2005）这同吉利德科学公司发出的声音一致，该公司的一位代表当时指出："拉姆斯菲尔德部长除了在吉利德科学公司有投资以外，与公司没有任何瓜葛。拉姆斯菲尔 2001 年 1 月就任国防部部长时，参议院军事委员会、联邦政府道德办公室或国防部行为标准办公室并未要求他从吉利德剥离投资。上任后，他主动回避一切会直接并可预见性地影响他在吉利德科学公司的经济利益的具体事务。"（引自 Lean and Owen，2006）根据一位发言人的回忆，国防部法律总顾问威廉·海恩斯（William Haynes）在 2005 年 10 月 27 日的一封信中，也将这一安排传达给了国防部工作人员。该信提醒工作人员，拉姆斯菲尔德不能亲自或实质性地参与任何直接并可预见性地影响他在吉利德的经济利益的具体事务（包括流感的预防和治疗）（AFP，2005）。

斯坦顿还指出，这封信是在国防部已经决定储备这种药物之后才发出的（Stanton，2005）。更重要的是，备忘录声明，拉姆斯菲尔德可以继续处理有关禽流感的更广泛的问题，包括可能实施隔离和美军使用药品的问题："部长可以亲自和实质性地参与，因为这些事项不会直接并可预见性地影响吉利德科学公司。"（引自 AFP，2005）正如斯坦顿所言：与拉姆斯菲尔德公开声明提及的普通的回避相比，10月27日这封信中界定的决策回避范围小了很多。根据这封信，拉姆斯菲尔德仅需回避"涉及政府开发和购买禽流感疫苗与治疗方案的事项"，因为这些决定可能会直接并可预见性地影响吉利德（Stanton，2005）。换句话说，即使在信发出之后，拉姆斯菲尔德仍然可以参与决策，如果这些决策不需"非此即彼"。可以想象得到，拉姆斯菲尔德的参与能对吉利德科学公司的运势产生间接的有利影响（Stanton，2005）。不管怎么说，为美军建立这种专业的储备，表明政府不仅仅对为平民百姓建立达菲储备饶有兴致，而且也愈发关注如何保障国家的核心机构在流感大流行肆虐时能够正常运转。

公司库存：开发商业连续性市场

这样的药物储备也不局限于政府。许多大公司也希望创建达菲储备，作为其商业连续性计划的一部分，以确保在大流行期间能将经济损失降至最低。在美国，政府在制订流感大流行储备计划时假设私营公司在大流行发生时会扮演核心角色。根据时任卫生与公共服务部副部长特维·特洛伊（Tevi Troy）的说法，"抗病毒药物储备是防范潜在的流感大流行必不可少的行动，是各级政府和社会各阶层共同的责任"（引自Business Wire，2008）。他特别敦促产业界为国家行动做出贡献："商界和私营产业界的防备计划是构成国家行动的基石，是确保公共卫生突发事件中社区能有效应对的复原力。我们鼓励政府、私营企业和个人积极投入到防备行动中来。"（引自Business Wire，2008）

作为达菲的制造商,罗氏为应对流感大流行创建了自己的商业连续性计划,并发挥了引领作用。该计划旨在确保大流行期间罗氏的商业活动不会增加员工或第三方的感染风险,确保在大流行出现之前向员工分发达菲,并且确保在公司上班不会对员工构成危险。罗氏还希望确保大流行期间这种救命药的生产和分发不会中断,确保公司业务能够迅速恢复。作为该计划的一部分,在当地法律法规许可的情况下,所有罗氏员工及其密切接触的家人都会领到达菲。

罗氏计划除保障了自身的商业连续性之外,从更广的层面上来说,还为其他大公司树立了标杆。罗氏的销售代表们向大量有商务往来的听众宣讲自己公司的防备活动,反过来又询问听众,他们的公司面对大流行,准备得如何了?同时提醒他们,在保障员工福利方面,公司应当扮演怎样的角色(R. Turner,2006)。罗氏积极与其他《财富》500强公司商谈商业连续性计划,并将此作为新的市场营销内容。时任罗氏首席执行官兼总裁的乔治·阿伯克朗比(George Abercrombie)记得"这是我第一次参与到有关处方药的商务对话之中"(Fox,2007)。而这样的项目显然很有市场。罗氏声称,截至2008年6月,已收到来自800多家美国公司的咨询和300多家公司的订单(Business Wire,2008)。在2006年达沃斯世界经济论坛上,其他许多公司对流感大流行的威胁表现出了高度关注。此次论坛将大流行威胁定义为重大的全球风险(WEF,2006)。

为了帮助这些公司解决商业连续性问题,罗氏还于2008年6月推出了一个灵活的"预约"项目。这个新项目的内容之一,是各公司向罗氏缴纳年费,称作预约年费(低于药物卖出价),作为回报,在流感大流行期间,罗氏会保证这些公司的达菲供给:罗氏抗病毒药物保护项目（Roche Antiviral Protection Program，简称 RAPP）为每一份有预约年费的公司保留一个疗程的达菲。RAPP 合同的持有者有权以原价购买单个疗程的达菲，药品会在 24—28 小时内递送。这样一来，各个公司就可以购置 RAPP 从而保障达菲供给，而不需要马上原价购入达菲以自己建立储备（Harrington and Hsu，2010：438）。有些公司更愿意预先将达菲直接分发给员工，而 RAPP 为那些既期待拥有达菲储备又希望商业连续性计划与众不同且灵活自如的公司提供了一个新的选择。

然而，将业务扩展到建立公司储备会触及一系列纷繁复杂的法律法规的敏感神经。有时候，建立这样的公司储备需要政府的参与以修改法规。因为将业务扩展到建立公司储备出现的一个潜在问题是，这种推广被视为不经过医生或其他医务人员就将达菲直接销售给公司，而这有违 MCM 产品的销售许可。这甚至导致了 2010 年 5 月罗氏的一名职员指控公司这一推广销售实际上将销售人员置于违法境地，给销售人员带来了违法的压力。罗氏否认了这一指控。但该职员进一步宣称，2006 年他受命建立一个特别部门以负责向其他公司销售达菲，在这个过程中他发现，在销售人员只能面向医务人员进行销售这个问题上，罗氏缺乏行之有效的控制措施（Jack，2010）。总之，罗氏的这些推广销售行为清楚地表明，达菲的储备工作不局限于政府层面，也扩展到许多大公司。

个人储备和互联网销售

许多焦虑不安的民众甚至试图在家中建立自己私人的达菲储

备，尤其是在流感大流行的威胁受到媒体高度关注的时候。在互联网时代，担心流感大流行的威胁的人能够轻而易举地自行找到抗病毒药物相关信息。大家都认为与其指望政府来保护，倒不如自备抗病毒药物，自我保护（Ortiz 等，2008）。根据谷歌趋势数据，我们就可以了解人们搜索达菲信息的情况，甚至网购达菲的情况。

我们利用谷歌趋势这一分析工具对一个热门的商业搜索引擎的搜索次数样本进行了分析，然后计算出某一具体条目的搜索次数，并同这一时间段实际的搜索次数进行对比，计算出搜索指数。数据采集方法和一连串的近似值决定了算出的结果肯定是个粗略的近似值，但也清楚地显示出在大流行恐慌期间，互联网上与达菲相关的搜索次数有大幅增长。达菲的搜索指数出现了两次明显的大幅度急速攀升。前一次是在 2005 年 H5N1 大流行全球恐慌期间，后一次是在 2009 年 4 月 H1N1 大流行开始蔓延的时候。两次攀升的峰值都与密集的媒体报道，在时间上刚好吻合（Google Trends，2013）。即使不便下定论，这些数据也能充分表明，在这两次大流行恐慌中许多人希望获得更多的达菲相关信息并竭力获取药物。

还有其他证据表明，一些人会不遗余力地建立达菲私人储备。例如，在 H5N1 禽流感大流行恐慌期间，热门拍卖网站易贝（eBay）不得不撤下达菲的线上销售，因为达菲价格暴涨 3 倍，达到每个疗程 100 美元（Reuters，2005）。罗氏加拿大分公司只好在加拿大境内叫停达菲的药店配送，原因是担心民众出于对 H5N1 的恐惧建立达菲私人储备，虽然加拿大政府也正在建立国家储备（Spurgeon，2005）。在接下来的 2009 年 4 月 H5N1 禽流感大流行期间，尽管英国政府声明国家储备绰绰有余，其线上药店数据显示民众的达菲需求量仍急剧上涨,这也表明人们在努力建立私人储备。据报道,涨幅有时达到 1000%(Swaine and Smith,2009)。面对迫在眉睫的大流行威胁,许多人都在不遗余力地收集药物信息,全力以赴置备药品。

一些非法运营集团甚至试图趁机销售假冒达菲,牟取不义之财。这侧面反映出一部分人在建立达菲私人储备方面孤注一掷。例如,2005 年 11 月,美国联邦海关官员在南旧金山的一家邮局查获了 4 打假冒达菲货物(51 个包裹)(Walsh,2005)。这些标有"达菲通用药"的药丸是通过互联网订购的。这还并非个案。FDA 随后还发现了其他达菲假冒品。为此,FDA 不得不于 2010 年 6 月,对这种具有潜在危害性的达菲仿制药发出消费警示:该产品是由一家声称在线药店的线上零售商销售的,药物成分不是奥司他韦,而是一种抗生素氯唑西林(FDA,2010a)。最后,对 H5N1 大流行的恐慌激发了全球达菲储备狂潮。无论政府、公司还是个人如今都拼命地争夺这种抗病毒药物,构筑第一道防线。

达菲命运翻天覆地的改变恰好揭示,健康安全逻辑的建立能够顷刻间改变人们对药物的认知。在流感大流行担忧出现以前,达菲在很大程度上被视为一种边缘性的药物,仅用于季节性流感控制,发挥着相当有限的作用。但是,随着对流感大流行的威胁的政治担忧与日俱增,该药物的经济计量发生了巨大变化,在世界许多地方,达菲的公共需求发生了根本性变化。达菲早年在商海中苦苦挣扎的一幕,已成为遥远的回忆。达菲迅速为罗氏,一定程度也为吉利德科学公司,带来滚滚财源。用安德鲁·杰克(Andrew Jack)的话来说,达菲已成为第一种"虚拟"的重磅药物,"用于治疗虚无缥缈的病毒,赚取数十亿的收入"(Jack,2009)。在向健康安全和大流行防备转变的背景下,达菲的商业前景迅速彻底逆转。

达菲命运的重大逆转也表明,在进行有效的MCM产品能力建设时,一般来说,政府会遇到另外两个挑战。首先,政府必须精确地评估和规划这些MCM产品的需求。如果紧急状况出现,任何新的MCM产品,若数量上不足以满足需求,差不多也是毫无用处。有效的MCM产品部署能力建设意味着,政府需要在正确的时间,获得正确数量的正确的MCM产品。对于许多一般的已纳入常规医疗服务管理的常见病来说,治疗用药需求量相当稳定,即便有波动,也完全在可预测范围内。相比之下,MCM产品的需求会随着时间的推移迅速且大幅地波动,这与紧急状况的进展、媒体的报道以及政治态势等休戚相关。所有这些因素都说明MCM产品需求难以精确评估,政府也会举棋不定。面对选民,他们必须表现出对于紧急状况已做到未雨绸缪,同时还不能造成将公共资源浪费在自始至终派不上用场、最终过期失效的昂贵的MCM产品上的印象。因此,政府必须采取艰难的平衡行为。

此外,政府对MCM产品的需求有太多的不确定性,这进一步使研发此类产品的制药公司望而却步。从罗氏的角度来看,有朝一日可能会出现这样的情形:人们似乎对作为MCM产品的达菲毫无兴趣,公司即使竭尽全力说服政府建立达菲储备,也纯属白费口舌;但是,第二天新疫情暴发了,政府又争先恐后储备达菲,达菲的需求又突然暴增,甚至多到连罗氏都不确定能否充分满足需求峰值。从商业角度看,市场对MCM产品需求的大起大落使事情进一步复杂化。另一方面，潜在的 MCM 产品研发公司在预测 MCM 产品需求时，可能会竭力寻求一定程度的确定性，毕竟这是建立商业模型所需要的。一位行业分析师这样解释，"审批路径具有不确定性，采购量由政府决定，外加政府可能朝令夕改，这对 MCM 产品研发公司而言非常可怕"（引自 Wizemann 等，2010：127 - 128）。从市场和公司两方面来说，MCM 产品需求的不可预见性派生出第五个挑战，即需求预测。迄今为止，许多政府应对这一挑战的主要方式则是建立新的药物储备。

未来如何为 MCM 产品开发提供一个更广阔的商业前景？看看世界上许多国家目前在建的、规模宏大的达菲储备，我们可以得到一些启示。如果可以将新的 MCM 产品同时出售给全球许多不同的政府，公司可能赢得更大的销售量，获得丰厚的商业投资回报的概率就会大大增加。达菲储备给罗氏带来的总收入很难精确计算，因为大多数政府合同都是机密的。但是毫无疑问，其销售额达到了数十亿美元。例如，根据新闻调查局（Bureau of Investigative Journalism，简称 BIJ）的计算，从 2004 到 2010 年，达菲全球订单超过 100 亿美元（BIJ，2010b）。4 年后，有报道称，奥司他韦自 1999 年商业发布以来，销售额累计超过 180 亿美元，其中约一半来自政府驱动和商业储备（Abbasi，2014；Jack，2014）。由此可见，要想成功开发新的 MCM 产品，形成切实可行的商业模式，其基本条件就是需要足够大的订单——足够多的国家决定储备数量足够大的该产品。如果各个国家的购买力汇聚起来，也许会产生更大的该 MCM 产品商业需求。

然而，我们也从达菲这个事例看到，仅有 MCM 产品储备还不够。实际上，如果将来紧急情况出现时，政府无法迅速、可靠、安全地将药物分发到民众，那么这些花巨资建立的储备仍然毫无用处。也就是说，简单地将MCM产品存储在仓库中，并不等同于具备了有效的MCM产品部署能力。政府还必须能够将MCM产品直接分发给需要的人，并且可能是在常规的分发渠道运行不畅的情况下，能够做到迅速分发。为此，政府必须建立一个MCM产品物流分发系统。

为保证实效，这种物流分发系统必须满足多个必要条件。首先，该系统必须能够到达民众个体层面，以解决"最后一英里"这个服务链上的老大难问题。政府还必须能够在相当短的时间内激活分发系统，这通常要求事先就制定好计划和流程。再者，该系统必须满足药物的特定要求，例如保持特定的温度范围、湿度水平等。最后，该系统还必须有别于常规的药物分发链，要能独立运转，因为紧急情况下常规的分发链有可能断裂。

对此，很多国家尝试开发各种物流分发模式和系统，有的依靠邮政系统，有的与物流公司签订预约合同，有的借助军队，有的甚至计划紧急状态下使用校车分发MCM产品。无论采取何种方式，大规模的物流分发俨然成为第六个重大挑战，这同前面提到的获得监管部门批准和准确预测需求，一并构成了新MCM产品开发出来后的第二轮挑战。这些挑战清楚地表明有效的MCM产品开发能力不只是新药设计技术层面的问题，还涉及政府层面作出的各种规划，以确保产品的有效利用，比如确保紧急状况下能在正确的时间获得足量的MCM产品并能迅速分发。一旦危机或紧急状况出现，MCM产品必须分发到民众，而这马上带来了第三组挑战：部署挑战。

第三部分：部署挑战

1. 风 暴 中 心
——药品全球可及性、仿制药及知识产权困局

甲型 H5N1 流感疫情使全球对达菲的需求量骤然上升，这很快引发了另一个问题：随着众多政府、公司及个人争先恐后储备达菲，罗氏能否迅速提高产量以满足不断增长的药物需求？美国罗氏总裁兼首席执行官坦言："我们的生产速度很可能赶不上人们对达菲日益增长的需求，这将使公司沦为众矢之的，一想到这点我就彻夜难眠。"（Fox，2007）先前还在竭尽全力刺激达菲市场需求的罗氏，现在面临着截然相反的局面，即如何满足该药在全球范围内井喷式增长的需求。由此，达菲的命运发生了巨变，它的可及性迅速成为国际政治焦点。

在达菲可及性问题上，各方都面临着极高风险。对于全球普通民众来说，如果罗氏不能提高达菲产量，那么当大流行暴发时，将会有许多人无法获得救命的抗病毒药；对于政府而言，如果不能及时保证药物供应，那么它在市民心目中，将造成一个不懂得未雨绸缪、面对流感大流行束手无策的无能政府的印象，而且他们还必须对抗病毒药物短缺的原因作出解释；在罗氏看来，如果无法保证产量，说明公司商业嗅觉迟钝，面对海量的需求，却未能充分意识到它新的商业潜力。令罗氏更担忧的是，如果激增的需求无法得到满足，随之而来的政治压力很可能引发多方力量与罗氏争夺达菲的生

产权。

正如所料，在罗氏竭尽所能提高达菲产量以迎合迅速增长的全球需求的同时，来自三个方向的巨大压力立刻将它包围。早已将达菲授权给罗氏的吉利德科学公司企图诉诸法律夺回该药的生产权。与此同时，某些高收入国家政府威胁要采取特殊法律手段规避达菲的专利，使其他制药商也能生产该药；某些低收入国家政府也提出了类似建议——他们希望与仿制药生产商建立更紧密的合作关系，从而确保此类抗病毒药物的足量储备。此外，罗氏还面临着敏感的国际外交问题，即当流感大流行发生时，如何保证世界上最贫穷国家的民众的达菲可及性。这也是它面临的最沉重的压力。

围绕达菲可及性展开的政治角斗牵扯出第三轮挑战。如果疫情暴发，甚至发生全球大流行，政府就不得不认真考虑将MCM产品铺开使用。此时，部署挑战便浮出水面。部署挑战中的第一个是，当疫情来临，需求激增时，如何快速扩充MCM产品储备。药物生产技术要求极高，制造药物所涉及的化学反应、必备的供应链，以及必须满足的监管要求等环节都异常复杂。因此，当疫情发生时，想在短期内提高产能毫无可能；相反，如果药物的需求低于正常水平，维持或者说苦苦支撑一个高产能系统，制药公司同样会陷入商业困境。仅为了一次"可能"发生的大流行，将这么高的产能闲置在那里，本就不符合经济常识。由此看来，如何最优化地规划和提升产能，是围绕MCM产品的另一个关键挑战。

第二个挑战是，当紧急情况发生时，政府应如何处理知识产权和专利相关问题。危急时刻，政府有特权进行规避，甚至直接否决药物的专利权，但是这种所谓的"保障手段"使政府做决策更加艰难：对于授予公司的药物知识产权，应当一如既往予以尊重支持还是进行限制？政府面临一个两难的选择。MCM 产品普遍存在的一个特殊性是，公司最可能获得商业回报的时刻，正是紧急情况发生的时候，但也是政府最有可能动用政治和法律权力，否决产品专利权的时刻。这一特殊性使该类产品面临更大的商业风险。因此，如何解决知识产权和专利权相关问题，实现医疗产品的全球可及性最大化，是应对紧急状况的另一主要挑战。

提高产量：满足国际需求

随着政府订单的大量涌入，罗氏首先需要解决的问题是如何快速扩充达菲生产线，使大家能各取所需。很快，公司面临一些复杂且棘手的抉择：应该为达菲增加多少产能？扩充生产线需要足够的时间，那么公司应该何时做出决定？扩大产能值得投入多少资源？

在多数政府订单尚未涌入之前，罗氏就决定在两年内将达菲的产能提升至 5 500 万疗程。罗氏北美负责人乔治·阿伯克朗比表示："早在 2003 年，我们还未得到政府确切承诺之前，公司就已经意识到，为了应对未来可能的流感大流行，必须扩大产能。因此，从 2003 年开始，我们的产能每年都会翻一番。"（引自 US Senate，2006）此外，罗氏还探索了应对储备项目需求的其他方法，例如，除了胶囊形式的达菲，公司还为政府提供了原料药（粉末形式）的订购选项，以便政府大量储备（Samii and van Wassenhove，2008：1-2）。但是，无论何种选项，罗氏在扩大达菲产量时均将应对大量商业及技术风险。

由于提高达菲产量所需的时间和成本都存在不确定性，未来几年内确切的供应量难以预测。达菲的生产设备要求极高，而且常常需要同时满足多国复杂的法规要求（Cole，2013：25）。但是，没有人能确定新一轮流感大流行什么时候暴发，甚至会不会暴发，如果暴发，会向何地传播，疫情会有多严重；此外，即使真的暴发，没有人能确定流感病毒株对达菲的敏感程度，也没有人知道病毒是否会迅速产生达菲耐药性。由此可见，需求预测存在着巨大的不确定性。

达菲需求增长并非只受真实事件驱动，媒体报道在其中也扮演了关键角色，和政府需求相似，媒体报道往往反复无常。罗氏员工觉得，当时的媒体报道要么透露着恐慌，要么显得冷漠，令人相当绝望。由此看来，在达菲的媒体管控方面，罗氏显然困难重重，既不能哗众取宠，又要在媒体噤声时牢牢抓住大众的眼球，这个尺度并不好把握（R. Turner，2006）。总之，药品生产周期、起伏不定的媒体关注度及事件的进展，三者很难保持步调一致。而所有这些因素的存在使得需求预测难上加难。

此外，罗氏还必须解决提高达菲产能过程中的若干技术难题。公司代表表示，达菲的生产工艺至少包括 10 个步骤，其中一些步骤具有极高的技术难度，需要特制的设备，还有些步骤具有潜在的危险性，因为需要使用叠氮化物（类似于使汽车安全气囊快速膨胀的化学物质）。由于叠氮化物的使用具有潜在爆炸的可能性，因此相关步骤必须在严格管控下进行（van Koeveringe，2006：10 - 11）。罗氏的达菲医学总监多米尼克·亚库齐奥（Dominick Iacuzio）博士在国会发言中，对面临的挑战总结如下：

生产工艺固有的复杂性限制了产能,我们快速满足突如其来的巨大需求的能力有限。因此我们必须在流感大流行发生之前储备达菲。从原料到成品,达菲的生产周期长达8到12个月,需要投入大量的生产材料并完成繁复的步骤,其中包括特殊的原材料和具有潜在爆炸危险性的生产步骤,这些步骤只能在特制且异常昂贵的设施中进行。一直以来,达菲产量未能满足全球储备之需,但是,自2003年以来,我们已将产能提高了近8倍。(引自 US Congress,2005)

为了让大众了解药物生产所面临的挑战,罗氏甚至带领媒体代表参观其生产设施。罗氏的大卫·雷迪回忆道:"在参观生产设施后,媒体代表们基本明白了达菲生产的复杂性,更理解了药品平均生产周期接近一年的原因,更清楚了生产不只是按一下启动键那么简单。"(引自 Samii and van Wassenhove,2008:4)

达菲生产离不开一种关键稀缺原材料——八角茴香,要提高产量,罗氏必须解决原材料供应不足问题。瑞士巴塞尔罗氏全球供应链管理公司大卫·拉普雷(David Lapre)解释了其中缘由:"由于禽流感和达菲的报道屡屡见诸报端,作为达菲的主要原材料,八角茴香的价格自然会发生指数级上涨,供货商纷纷开始延迟交货,使得我们不得不修改供应合同。"(引自 Samii and van Wassenhove,2008:2)尽管原材料问题最终通过研发一种合成物替代品得以解决,但它反映出达菲全球需求的激增,马上就会导致关键原材料短缺和价格上涨,而这会成为制药生产过程中新的瓶颈(Cole,2013)。

总的来说，罗氏在竭力提高达菲产量的同时，还需顾及众多其他因素，包括多变的政府需求，流感大流行的威胁的媒体管理，技术复杂且高度规范的生产流程以及稀缺关键原材料的获取。一切都真是太难了！至 2005 年底，罗氏积压政府订单的时间就满一年了（Samii and van Wassenhove，2008：3）。正当罗氏左右权衡时，2005 年底发生的一件大事使得公司确信，是时候对达菲生产的国际规模做些改变了。

2005 年 8 月，卡特里娜飓风过后，罗氏制药部门的高级经理意外地被叫去参加一个视频会议。会议的起因是，之前美国政府向美国罗氏首席执行官询问过是否具备为美国提供 2 亿个疗程，即 20 亿粒达菲胶囊的能力（Samii and van Wassenhove，2008：1）。这是一张巨大的政府订单，然而，罗氏当时的生产能力仅为每年 5 500 万个疗程，因此，公司必须对达菲的生产目标进行重新规划。大卫·拉普雷回忆道："2005 年，与美国政府进行讨论后，我们意识到公司的生产规模规划有问题，并且没有把物资跨境流通的限制因素考虑进去。光美国一个国家，需求量就已经是公司年产能的 5 倍，另外，公司还被要求在美国境内建立一条端到端供应链。"（引自 Samii and van Wassenhove，2008：2）2006 年底，与政府官员进行了多次更为深入的会谈之后，罗氏将其年度生产目标上调至 2006 年底实现量产 4 亿个疗程，这与 2004 年的产能相比，提高了 15 倍（Samii and van Wassenhove，2008：2）。

产量要达到如此规模，罗氏必须寻求新的生产合作伙伴，而这又将产生新的问题：谁能成为生产合作伙伴？增加产能的成本由谁承担？在完成初始订单后如何维持和利用新增的产能？在考虑了众多候选公司后,罗氏确定了 18 家,它们分布在 10 个国家和地区,将成为达菲全球生产网的重要组成部分(Samii and van Wassenhove,2008:3)。到 2006 年,达菲的全球生产网的供应链上已经有 12 家工厂和 50 余个原材料外部供应商(van Koeveringe,2006:12)。扩大产能所需成本,包括资本投资、法规备案、技术转让,以及资格认证/注册工作所需,全部由罗氏承担(Samii and van Wassenhove,2008:3)。

以上扩大达菲产量的种种经历,揭示了围绕 MCM 产品的一个更为巨大的挑战:这类产品的需求将随着真实事件的进展或者媒体的报道而急剧波动,如何在危机中快速提升产量?想要应对这一挑战,就必须考虑许多复杂因素,而且单纯靠提高产量通常不可能在短时间内满足爆炸式上升的国际需求。对于达菲而言,尽管罗氏已竭尽全力,但药品在全球范围内仍供不应求。在此形势下,三方势力企图夺取罗氏的达菲生产权,罗氏被迫陷入保卫知识产权和专利权的斗争当中,面临的问题由最初提升产量的技术问题演变成了政治问题,即是否应规避达菲的专利?是否应允许其他厂家生产达菲?

吉利德-罗氏纷争:撤销达菲许可的法律压力

罗氏所面临的新压力之一来源于吉利德,该公司首先发现了新分子,后来授权给罗氏,正是基于该新分子,才开发出了达菲。在达菲国际需求激增、罗氏竭力扩大产能之际,吉利德科学公司提起了法律诉讼,意图终止与罗氏现有的达菲生产许可协议。诉讼理由如下:吉利德声称罗氏未能充分开拓达菲市场,药品制造过程存在问题并导致供应短缺,而且专利使用费的计算(和支付)也存在纰漏(Gilead Sciences,2016)。吉利德还声称,罗氏没有充分兑现其对产品的承诺,也没有为产品的商业化投入足够的资源,其中包括罗氏未能在已获批的多个市场投放达菲(Gilead Sciences,2016)。总而言之,吉利德认为罗氏并未尽全力开拓达菲市场(Pollack and Wright,2005)。

佩内洛普·沃德曾在罗氏从事达菲相关工作,据她回忆,罗氏最初认为达菲能把公司的销售模式从主要面向医院进行销售改变为直接面向大众市场进行销售。但是,当有迹象表明达菲不可能成为抵御季节性流感的重磅药物时,这一销售模式转变计划便被搁在一边了。毫无疑问,这会令吉利德失望至极,因为在吉利德看来,达菲价值高达十亿美元(Ward,2015)。

那么,如何调和两家公司在商业预期上的矛盾呢?吉利德科学公司与罗氏签订的许可合同包含这么一个机制:在"实质性违反"条款的情况下,可以取消协议。2005年,人们对流感大流行的威胁愈发关注,对达菲的需求陡然增加,吉利德科学公司于当年6月23日,以"实质性违反"1996年许可协议为由,向罗氏公司发出了终止协议的通知。若吉利德能够成功地索取达菲拥有权,则罗氏不得不在全球需求飞涨的时候,将达菲归还给吉利德,这对于罗氏来说简直是糟糕透顶。

不出所料,罗氏断然拒绝,并反驳道,无论消费者还是政府,在最近的流感大流行恐慌之前,对达菲都没有任何兴趣(Pollack and Wright,2005)。当时罗氏首席执行官弗朗茨·胡默辩称:"它难以成为商业化的药物……我们投入了大量的研发资金,但是其销售额不尽如人意。"（引自 Pollack and Wright，2005）然而，随着流感大流行的威胁日益严峻，所有人的目光都聚焦在达菲身上，要扩大药物产量，必须迅速解决争端，但由于涉及多方利益，这个问题始终悬而未决。

所幸，为处理可能产生的纠纷，两家公司当初在许可协议中订立了仲裁条款。双方同意进行仲裁，并于 2005 年 11 月 16 日宣布达成和解。吉利德首席财务官约翰·F. 密里根（John F. Milligan）表示："双方都意识到应当立即解决争端，让罗氏集中精力去满足重要的全球健康需求。"（引自 Pollack and Wright，2005）

和解协议包括对原有协议的修正，根据修正内容，罗氏将向吉利德支付 6250 万美元有追溯力的商品调整费用。吉利德还将获得 2001 至 2003 年间的专利使用费，共计 1 820 万美元（Yeh，2007：5）。未来，罗氏支付给吉利德的总体专利使用费水平（基于达菲净销售额）将保持不变：（1）年度全球首个 2 亿美元净销售额中的 14%；（2）同一年度，全球第二个 2 亿美元净销售额中的 18%；（3）同一年度，全球净销售额超过 4 亿美元部分的 22%（SEC，2005）。这样一来，双方都将继续从达菲的国际销售中获利。

此外，双方还同意设立两个联合委员会，一个负责监督全球达菲制造协作事宜，另一个则负责监督达菲在季节性流感主要消费市场（如美国）的商业化情况（Rollerhagen and Braxton，2016：8）。两公司的争端于 2005 年底解决。罗氏的大卫·拉普雷对和解协议内容做了如下总结："在分享了我们扩大生产规模计划的细节之后，双方最终决定和解。吉利德积极参与进来，我们定期会面，让他们有机会参与决策。"（Samii and van Wassenhove，2008：3）罗氏成功解决了与吉利德科学公司之间的纠纷,但未来公司必须与吉利德科学公司分享达菲生产计划控制权。然而,罗氏承受的压力,不仅仅来自吉利德科学公司。

美国国内政治压力

政治家们也开始对罗氏施加更大的压力。政府对于流感大流行的社会效应管控负有全责,因此民众在大流行暴发时自然会寻求政府的保护。随着人们对流感大流行的恐慌日益加剧,各国政府开始计划大批量购买达菲,并希望尽快以最低价格充实库存。当发现罗氏供应量有限时,他们开始思考如何通过其他方式增加达菲的国际供给,特别是,他们希望罗氏允许其他制药公司生产达菲。

但是,作为达菲生产商,罗氏根本不同意让别的制药公司共享生产权。实际上,罗氏一再明确拒绝此事。罗氏发言人泰瑞·赫尔利(Terry Hurley)于 2005 年 10 月表示:"罗氏一心想成为达菲的唯一制造商。"(引自 Russell,2005)公司不许可达菲仿制药的生产,公开的理由是,制药过程复杂、冗长且存在潜在危险性。达菲有限的全球供给最终导致了政府和民众与罗氏之间针锋相对的局面。随着人们对流感大流行的焦虑日甚一日,罗氏很快就会意识到在这场生产权争夺战中,自己没有一丝获胜的希望。

实际上,在向罗氏施压、迫使其共享达菲生产权这方面,政府具有相当优势。特别是当涉及安全危机和国家紧急状态(如流感大流行)时,许多政府都拥有特权,不需获得专利持有人的许可就能授权第三方生产等效药物(Hamied,2003)。如有必要,政府甚至可以直接对罗氏采取专利规避。因此，政府以此特殊的"强制性"许可为撒手锏，胁迫罗氏增加达菲国际供应链，或降低价格，若罗氏拒不服从，政府还有其他招法。

罗氏与政府之间围绕达菲生产权的角斗已经公开化。以美国为例，一些国会要员倡议援引公共卫生条款，要求联邦政府剥夺罗氏的达菲控制权。国会议员丹尼斯·库钦奇（Dennis Kucinich）对罗氏充满深深的抱怨："世界各地疫情越严重，他们变得越富有……罗氏有控制达菲供应量和价格的能力，放任他们做所有决定，会让我国民众的健康陷入危险境地。"（引自 Schmit，2005）在他看来，现在是人类面临大流行的威胁的非常时期，达菲的供应不应仅倚靠一家公司。持有相同看法的不止他一人。

参议员查尔斯·舒默（Charles E. Schumer）是另一位提议向罗氏施加公众压力的国会议员。舒默提议，罗氏应自愿许可其他公司生产达菲，以快速提高产量："罗氏必须积极参与到专利许可的行动中来，在接下来的 30 天内将达菲的生产权许可给 5 家美国制药公司。目前，罗氏将公司利益凌驾于世界人民的健康之上。在随时可能发生流感大流行的时刻，罗氏的专利许可行动刻不容缓。"（Wall Street Journal，2005）舒默还指出，"如果我们增加了达菲的制造商数量，即便大流行真的发生，也会有更多的美国民众能够获得保护"……"让民众知晓我们有足够的达菲储备，有助于缓解民众对药物短缺的恐慌，并有望阻止人们盲目购买、囤积，甚至盲目服用达菲"（Wall Street Journal，2005）。舒默与库钦奇看法相似，他认为，由于美国现在正面临着流感大流行的威胁，不能按部就班地遵照平时做法，而必须有所付出。

第三位国会议员伯尼·桑德斯（Bernie Sanders）也发出了声音，公开呼吁增加达菲生产商数量。舒默呼吁罗氏主动许可其他公司生产达菲，而桑德斯更激进，直接威胁要对罗氏进行专利规避："遭遇全国性危机时，我们给出的价格没有必要符合那些利润丰厚的制药公司的心理预期，我们所做的这一切都是为了保护美国人民。如果公司将商业利益凌驾于国民利益之上，根据法律，我们有权剥夺专利权。"（引自Hoyt，2012：149）随着美国具有影响力的国会议员们呼声渐高，罗氏陷入了除来自吉利德的法律挑战外的第二战场。越来越多政客呼吁政府否决达菲在美国的专利权，而美国是世界上利润最丰厚的制药市场之一。

与此同时，一些组织也开始诟病罗氏紧攥达菲生产权的公开理由，消费者技术组织（Consumer Project on Technology，简称CPT）就是其中之一，作为一个知名度颇高的消费者组织，它一直在指责罗氏垄断达菲生产。拉尔夫·内德（Ralph Nader）于1995年创立CPT［后来更名为知识生态学国际组织（Knowledge Ecology International，简称KEI）］。2005年11月，CPT发表了一份声明，驳斥了罗氏提出的关于达菲生产过程复杂性的论点："罗氏明显夸大了生产达菲仿制药的困难，并以此误导政府官员……致使发展中国家的消费者难以负担其高昂的价格。若罗氏按兵不动，那么政府应该适时采取强制许可措施，以确保仿制药制药商能够合法出售达菲仿制药。拖延无济于事，只会让局势更加艰难。"（Love，2005b）同议员一样，该组织也试图说服美国和欧盟的立法者启动相应程序，允许政府在国家进入紧急状态的情况下，不需获得罗氏的同意，直接否决达菲的专利权。

罗氏不能对这些呼声置若罔闻，因为根据美国《宪法》第五修正案中的"征用条款"，尽管要向专利持有者支付合理的补偿金，美国联邦政府实际上有权私产公用，知识产权的使用明确包含在其中，相关细则进一步编入了法案 28 USC 1498（a）。根据法案 28 USC 1498（a）规定：凡是在美国国内受专利保护的发明，一旦未经专利所有者许可，或未通过合法手段，由政府或为政府制造或使用，专利所有者可通过美国联邦索赔法院对美国政府提起诉讼，要求政府对专利的使用和制造进行合理的、完整的赔偿（引自 Yeh，2007：11）。如果联邦政府决定采用这一做法，那么无论是罗氏还是吉利德都将无法阻止仿制药生产商生产并向美国政府销售达菲仿制药，他们唯一能做的就是向美国联邦索赔法院提起诉讼，以获得法案中规定的部分赔偿，从而降低专利被迫共享带来的经济损失（Yeh，2007：11）。

罗氏显然不愿意走到这一步。多数制药公司都会对其专利进行严格保护，它们的产品开发成本高昂，但通常易仿制，至少对于那些具有相关知识的人来说并非难事。这也是他们要抵制政府在紧急卫生事件发生时采取强制许可措施的原因。从商业角度看，强制许可可能会蚕食制药行业开发新型抗病毒药和疫苗以应对未来公共卫生危机的积极性（Bradsher，2005）。短期而言，政府强制许可其他制药公司仿制生产达菲可能会很快取得政治胜利，但从长远来看，这一做法对未来 MCM 产品的开发可能相当不利。往后，制药公司会自然地认为，开发新的 MCM 产品商业风险过高，因为，一旦有危机发生，政府就会直接动用特权剥夺公司对其 MCM 产品的专利权。因此，罗氏不惜付出一切代价来阻止此事的发生就不足为奇了。

罗氏有什么应对措施呢？有足够的力量来抗衡越来越多知名政客的指责吗？除了行业广泛的政治影响力之外，罗氏手上还握有一些筹码，那就是有关达菲生产大量的技术及专业知识。尽管其他制药公司可能具备制造达菲的能力，但当时没有哪家公司比罗氏更加了解达菲生产的复杂性，除罗氏外，也没有第二个公司掌握所有生产细节。还应注意到的是，美国政府向罗氏提出了一些特殊要求，例如提高美国本土的达菲产能。若美国政府选择与罗氏正面对抗，那么将有可能丧失与罗氏在该领域开展积极合作的可能性。的确，有观察员断言："通过强制许可剥夺专利权，很可能打击罗氏生产达菲和分享专业技术的积极性。这将与增加药品产量的初衷背道而驰。"（Van Gelder，2005）

面对制造商可能带来的反制压力，时任美国 HHS 部长的迈克尔·莱维特陷入了两难境地。政府应该动用国家特权，违背罗氏的意愿，允许其他制造商生产达菲吗？一方面，政府希望保护民众免受潜在的流感大流行的威胁，而另一方面，从长远来看，政府并不希望发出有碍新 MCM 产品开发的信号。最后，莱维特大体上还是选择尊重罗氏的意愿，罗氏也保证，将同合作伙伴一道齐心协力增加达菲供给。尽管面对着来自国会的巨大压力，美国政府最终并未采取强制许可，罗氏得以保留其在美国境内的达菲生产控制权。

然而，这场围绕着是否对达菲采取强制许可所引发的旷日持久的政治斗争表明，开发 MCM 产品的公司普遍都面临着另一个商业风险。危机发生时，承受着巨大民众压力的政府很容易诉诸特权以确保药品供应，至少会要求大幅下调药品价格。政府的这种做法无可厚非，因为政府理应把保护民众健康放在首位，而且危机中政府面临着巨大的"有所作为"的政治压力。尤其是当公司声誉欠佳，被认为在危急时刻唯利是图，不顾他人死活时，制药公司在公共关系方面也可能处于弱势地位。然而，从开发新 MCM 产品的公司的角度来看，紧急状况可能是获取投资回报的唯一契机，因此，如果紧急状况下专利权没有得到应有的尊重，公司很可能会质疑投资 MCM 产品获得商业回报的可能性。

所有事态的发展都揭示了健康安全威胁的双重本质：一方面，伴随流感大流行产生的焦虑极大增加了达菲的商业需求及销售量，但另一方面这种焦虑太过强烈，以至于各国政府随后纷纷质疑罗氏的生产能力。达菲需求旺盛之时，可能就是罗氏失去生产控制权之时。就像来自吉利德的法律压力开辟了罗氏与吉利德展开博弈的战场一样，以强制许可相要挟以增加药物可及性就也开辟了一个政府与制药公司博弈的另一个新战场，而这只是发生在像美国这样的高收入国家的情况。

来源于低收入国家的压力：TRIPS，抗流感仿制药，以及印度公司

除了面临上述双重压力外，罗氏还面临着来自中低收入国家政府的压力。尽管缺乏必要的财政资源，无法大量囤积达菲，但这些国家现在也在尽力获取达菲以保护其民众免受甲型 H5N1 流感病毒的威胁。他们的努力基本以失败告终，这与先前为全球 HIV/AIDS 患者争取延长生命的抗反转录病毒药物可及性公平的斗争如出一辙。在艾滋病大流行期间，抗病毒药物的全球分配存在着巨大的令

人心痛的不平等。如今,许多中低收入国家很可能又会出现流感大流行肆虐之时无法获取达菲的情况,而高收入国家则能够确保该类药物供应。从政治角度看来,全球医疗资源分配的不公平很可能"昨日重现"。

为保证民众的资源分配公平性和达菲可及性,中低收入国家政府能采取什么措施呢?既往获得 HIV/AIDS 抗反转录病毒药物的经验表明,根据与贸易有关的知识产权协定(Trade-Related Aspects of Intellectual Property Rights,简称 TRIPS),他们可以通过一种特殊机制越过达菲的专利权。作为国际通用的协议,TRIPS 为专利(以及版权、商标等)国际保护制定了最低标准,这是 1995 年创建 WTO 的多个国际条约的核心组成部分,遵守 TRIPS 是加入 WTO 的前提。TRIPS 中的一些条款允许各国在某些情况下可以采取强制许可措施(Löfgren and Williams, 2013)。一旦宣布进入"国家紧急状态",政府可以迅速采取行动,而无须和制药公司进行谈判以获得其对所持专利的主动共享。

在 AIDS 大流行及其他重大全球卫生挑战背景下,WTO 分别在 2001 年和 2003 年进一步阐明了这一机制。2001 年,《TRIPS 协议与公共健康多哈宣言》(又称《多哈宣言》),明确了该协定应在保护公共健康和保证药物可及性条件下执行。最重要的是,该宣言赋予成员国定义国家紧急状态的权利,即每个成员国"有权决定什么算国家紧急状态或其他极端紧急情况,一般认为,包括 HIV/AIDS、结核、疟疾及其他传染病在内的公共卫生危机的暴发,均代表着国家进入紧急状态或其他极端紧急情况"(WTO, 2003)。

《多哈宣言》谈判期间,美国政府始终试图限制这一条款的应用范围,尤其反对条款中加入"其他传染病"这一表述。经过激烈辩论,该问题最终付诸表决,表决结果为 148∶1,仅美国投了反对票,因此该表述得以加入条款当中(Hamied, 2003)。这意味着,无论美国政府在国内采取何种行动,国际上都有明文规定,允许《多哈宣言》成员国生产达菲仿制药。对于一个国家来说,若拥有国内制造基地,并决定将流感大流行纳入国家紧急状态,则可依据 TRIPS 第 31 条规定的程序,对达菲采取强制许可措施。这一条款开辟了政府与罗氏博弈的又一战场。尽管罗氏在美国国内基本保留了达菲的生产控制权,但在《多哈宣言》通过后,其对达菲的生产控制在中低收入国家的情况则可能大相径庭。

但是,即使《多哈宣言》阐明了强制许可的实施流程,启动这一 TRIPS 条款仍存在一个关键障碍:许多低收入国家没有自己的国内药品生产基地,他们将如何获得仿制药?是否允许他们从其他国家的仿制药生产商那里进口?为了解决这一问题,WTO 允许成员国,在严格遵守相应条件的前提下,从他国进口强制许可程序下生产的仿制药(WTO, 2003)。也就是说,即使一个国家不具备生产能力,它也可以从其他国家进口仿制药。这一附加条款将 TRIPS 紧急条款的使用扩展到更广阔的地域范围。

尽管最初在 HIV/AIDS 肆虐时商讨过所有这些问题,但由于流感大流行的威胁日益临近,这些问题很快又出现在达菲的案例当中。人们开始认真研究"国家紧急状态"条款是否也适用于达菲(Yeh, 2007)。罗氏的立场是保留自己作为达菲唯一生产商和供应商的地位,这引来了国际组织知名领导人的公开批评,联合国秘书长科菲·安南便是其中之一。他称,在紧急情况下,知识产权不应成为发展中国家获取抗病毒药物的障碍（Bradsher, 2005）。中低收入国家的达菲可及性正迅速成为一个不容忽视的国际政治问题。据报道，2006 年，部分亚洲国家（那些国内没有生产基地的国家）已试图援引 TRIPS 第 31 条启动强制许可程序，试图根据《多哈宣言》第六段，从采取强制许可的国家进口药物（SEARO, 2006: 11）。至此，关于达菲的生产之战已不再局限于高收入国家，也正蔓延到中低收入国家，这些国家的政府高度关切大流行暴发的情况下国民的健康保障问题。

但是，谁来为中低收入国家生产达菲仿制药呢？若不能快速找到可靠并极具竞争力的生产者，所有一切都将是纸上谈兵。此时，刚刚成为 TRIPS 体系成员的印度成为人们关注的焦点。印度专利法非常独特，专利仅覆盖制造过程，而不涉及产品本身。过去，这一法律使印度制药公司能通过不同的制造工艺生产出效果相仿的仿制药品，然后以低价合法出售，因此，印度近年来被称为"穷人药房"。

随着人们对流感大流行的担忧与日俱增，一些印度制药公司开始以罗氏在印度不具备达菲有效专利权为由，为印度市场生产达菲仿制药，但这些药物不用于出口。西普拉公司（Cipla）就是其中之一，它以生产廉价抗反转录病毒药物仿制药在国际上声名鹊起。该公司生产的廉价仿制药，使得向低收入国家的艾滋病毒感染者推广抗反转录病毒药物成为可能。现在，西普拉公司也希望将达菲仿制药投放市场，并试图将销售市场拓展至亚洲其他国家（Feddersen, 2007: 12）。公司董事长尤瑟夫·哈米德（Yusuf Hamied）在 2005 年 10 月曾表示："无论对错，我们都计划生产奥司他韦并将其商业化。"（McNeill, 2005）哈米德还承诺，公司将在低收入国家以极低价格出售达菲仿制药,并将欧美国家排除在其目标市场之外(McNeill,2005)。

在孟买接受采访时,哈米德详细解释了自己是如何在与印度卫生当局的讨论中意识到印度可能面临巨大风险的。他总结道,"达菲仿制药对国家来说是一个严峻的挑战,公司要求研发人员尽可能获取与奥司他韦研发相关的所有信息。"哈米德早期从事 HIV/AIDS 药物工作的时候,就与中国建立了重要的合作伙伴关系,这使得该公司能获得大量达菲原材料——八角茴香供应,因为中国是八角茴香的原产地。耗时三个月,西普拉公司成功生产出几千克达菲仿制药,随后便获得了印度监管机构的许可,在印度进行销售,并将其命名为安菲(Antiflu)(Hamied,2014)。

这一时间节点非常关键。印度加入 WTO 意味着新的印度专利法将承认 1995 年 1 月 1 日以后西方国家的公司在印度提交的专利,而达菲的专利在印度的"优先权日"为 1995 年 2 月 26 日,事实上属于新印度专利法涵盖的时间范畴之内。然而,哈米德认为,在成千上万印度民众的性命危在旦夕的时候,印度政府不太可能细究这两个月的时间(McNeill,2005)。因此,西普拉公司决定继续开发达菲仿制药。

对于罗氏描述的达菲生产过程的困难性和危险性,人们一直质疑描述的准确度。2005 年 11 月上旬,《华尔街日报》报道称,西普拉公司和中国台湾地区已经仿制出了少量达菲(Zamiska and Dean,2005)。中国台湾地区参与达菲制药生产过程的工作人员声称,从获得有关该药的所有公开信息,到完成生产,仅用了 18 个工作日。此外,针对有关生产过程危险性和化学步骤潜在爆炸可能性的描述也有许多质疑。据一些精通化学的制药行业高管和科学家称,所谓具有潜在爆炸性的步骤指的是涉及叠氮化钠的化学反应的部分,这在汽车安全气囊制作过程中很常见,是一个常规的生产步骤。这一化学反应固然有其危险性,但是大学化学实验室就有能力完成,更不用说世界顶级的仿制药生产商了(Zamiska and Dean,2005)。时任罗氏发言人大卫·雷迪并未对此进行反驳,他随后承认,公司先前的估计可能过于谨慎,但他回应称,大规模的药物生产与小批量的实验室仿制仍然存在很大差异。此外,西普拉公司和中国台湾地区科学家也都承认,生产过程本身并不困难,如何确保莽草酸的足量供应,才是实现达菲仿制药量产的关键,它需要从原产于中国的八角茴香中进行提取(Zamiska and Dean,2005)。

罗氏无法迅速扩大达菲生产规模,由此陷入了三线作战的境地。其一,罗氏面临着来自合作伙伴吉利德科学公司的法律压力,该公司要求共享达菲的生产控制权。其二,罗氏还面临着美国等高收入国家规避专利的政治威胁。现在,它还需要与来自中低收入国家的仿制药生产商进行斗争,这些国家迫切希望其国民也能获得达菲。由此看来,罗氏正处于一场国际政治风暴的中心。达菲的可及性问题已从最初与提升产量相关的技术性问题迅速演变为一个更为广泛的国际政治问题:在紧急情况发生时,政府是否应该尊重专利权与知识产权?

打破僵局:转授权、国际药品储备及达菲预约计划

谁是这些政治斗争最终的赢家?罗氏能一如既往紧握达菲国际

生产控制权吗？为了应对政治风暴，罗氏主要采取了三种不同策略。首先，公司决定与第三方签订自愿分许可协议，以增加达菲的全球产量。面临国际组织领导人、政界人士和仿制药制造商的共同压力，并且意识到单靠公司一己之力无法满足国际需求的急剧增加，罗氏最终于 2005 年 10 月开始与其他国家讨论分许可协议。让其他生产商加入，意味着罗氏放弃了部分达菲生产控制权，但是，总体而言，与某些政府所威胁的强制许可措施相比，这一做法对于罗氏来说是更优选择。

事实上，罗氏的自愿分许可协议还具有许多商业优势，比如，罗氏仍将从达菲仿制药的销售中收取许可费，金额很可能高于被采取强制许可的情况下选择法庭和解（也可以选择法庭裁决）获得的补偿。据估计，根据强制许可协议，罗氏有权获得 3%~5% 的特许权使用费，但是，它将失去药品销售价格的控制权，而仿制药的存在也会使特许权使用费缩水（Yeh，2007：15 – 16）。自愿分许可策略的好处还体现在罗氏在以下方面仍拥有部分控制权：达菲定价权、仿制药产量控制权、销售对象选择权（例如仅限于政府储备）、药品再出口权以及许可期限（Yeh，2007：16）。若罗氏无法完全掌控达菲的生产，那么自愿分许可实际上是公司现有的最优选择。

但是，罗氏始终坚持，只有当流感大流行紧急情况出现、确实需要第三方供应大量药物的情况下，并在严格遵守安全性、规范性和高质量的条件下，公司才会同意签订分许可协议。在接受了许多公司的投标之后，罗氏最终与印度海得拉巴的熙德隆（Hetero）制药公司达成了分许可协议。许可条款允许熙德隆在印度销售达菲仿制药，并将其出口到亚洲、非洲和拉丁美洲的近 100 个国家和地区。

罗氏与中国达成了另一项协议。根据协议，上海医药集团股份有限公司（后简称"上海医药"）和东阳光（HEC）集团获得分许可，为中国生产达菲仿制药（Reddy，2010：ii38）。罗氏公司还向南非的爱施健药业公司（Aspen Pharmacare）提供技术，以支持非洲国家达菲的供给（Samii and van Wassenhove，2008：3；Reddy，2010：ii38）。

面对同时施加的压力，罗氏别无选择，只能放弃维持达菲唯一生产商地位的想法。达菲可及性的国际政治压力巨大，但是通过采取自愿性分许可措施，罗氏至少成功解除了它最不愿接受的强制许可的威胁。因此，签订自愿分许可协议是罗氏发现自己突然陷入达菲可及性政治风暴后，采取的一个重要应对策略。

由 WHO 牵头建立新的达菲国际储备是罗氏采取的第二个应对策略。随着人们对流感大流行的担忧加重，尽管签订了分许可协议，许多低收入国家仍很难保证达菲的可及性，这使他们极度焦虑。这些国家与高收入国家一样渴望获得足够的达菲，但由于缺乏财政、技术支持及原材料资源，或由于缺乏国内药物生产基地，甚至这两个条件都不具备，他们根本无法确保国内足量的达菲供给。低收入国家的困境意味着罗氏现在还面临着巨大的道德压力——不该把利益置于生命之上，尤其是世界上最贫困地区人们的生命。

这一全球正义相关问题之前也有所显露：民间组织及低收入国家围绕延长生命的 HIV/AIDS 药物可及性与制药行业进行过激烈对抗，制药行业遭受了重大打击。HIV/AIDS 案例显示，争取全球药物可及性的公平性有坚实的动员基础和运动基础。当时，人们普遍认为制药行业在那场公关战中是输家——制药业只知道保护经济利益而对罹患艾滋病并发症在生死线上挣扎的人们视而不见，甚至为此起诉南非政府。随着对流感大流行担忧的升级，罗氏不得不考虑这种来自公众的道德谴责是否会在达菲身上重演。

  为了帮助没有能力开展药物储备的国家，罗氏开始与WHO合作，建立达菲国际储备。2004年，罗氏向WHO捐赠了125 000个疗程的达菲，供亚洲和东欧受流感影响的国家使用（Roche，2012：9）。2005年3月，罗氏还与WHO流感部门负责人分享了订货单，订货单显示，尽管很多人推测大流行初发地将是东南亚，但亚洲各国政府的达菲订单寥寥。对此，大卫·雷迪解释道："疫情终将迅速蔓延和扩散。几乎没有国家向WHO表示愿意同他国分享其药物储备，因此我们需要找到其他可行的替代方案。"（引自Samii and van Wassenhove，2008：5）不仅直接遭受疫情影响的国家会面临药物储备问题，所有国家都可能面临这一问题，特别是当疫情初期控制不力并最终演变为大流行的时候。因此，建立达菲国际储备符合众多国家的利益，能使受到疫情直接影响但又无法自我保障药物供给的国家在短时间内获得援助。

  从长远来看，达菲国际储备也许能从源头上阻止疫情暴发，挽救更多生命。退一步来看即使它不能完全遏制疫情暴发，也能在大流行早期起到减速作用，为各国政府和卫生系统争取更多准备时间。该设想成为许多建模研究的主题，例如，2004年的一项研究基于类似1957—1958年大流行假设进行了建模，得出的结论是，"在足够数量的疫苗问世之前，有针对性的抗病毒预防是控制流感蔓延的一种潜在有效措施"（Longini等，2004：623）。另一项有影响力的建模研究发表在2005年9月的《自然》杂志上，它同样指出："在新病毒的基本传染数小于1.8的情况下，地域性的且有针对性的预防措施结合社会隔离,也许能消除萌芽状态的大流行。据我们预测,300万个疗程的抗病毒药物储备足以消除大流行。措施有效性主要取决于感染病例的诊断速度以及抗病毒药物的分配速度。"(Ferguson等,2005:209)以这一模型为理论支撑,WHO与罗氏进行了谈判,后者于2005年8月再次捐赠了300万个疗程的"应急储备"。该储备选址美国马里兰州乔帕(Joppa,Maryland)和瑞士巴塞尔(Basel),每个地点150万个疗程,均能保证在短时间内发货(Roche,2012:9;WHO,2011b:9)。2006年1月,罗氏向WHO追加捐赠了200万个疗程作为储备,以供特定地区使用(Samii and van Wassenhove,2008:5)。这部分储备主要用于最可能遭受甲型H5N1流感病毒袭击,且没有经济实力购买药物的国家(Roche,2012:9)。捐赠达菲建立国际储备成为罗氏解决药物全球可及性问题和逃离政治风暴中心的第二项策略。

随后,罗氏部署了第三项策略,以进一步解决低收入国家的药物可及性问题。为应对人们对甲型H1N1流感大流行的担忧,2009年7月,罗氏公司宣布启动达菲预约项目,该项目针对除印度外的发展中国家(因为印度拥有仿制药生产能力)。通过该项目,罗氏帮助这些发展中国家生产或低价储备达菲,并可分期付款。一旦疫情进入大流行状态,罗氏将根据这些政府的要求供货,并且承诺在大流行期间不会提高药品价格,除非药物原材料、制造工艺、运输、税收等方面的基础成本有所增加(Roche,2012:10)。

总体而言,罗氏试图通过以上三项策略来满足低收入国家的达菲需求,即签订达菲分许可协议、通过WHO建立达菲国际储备以及启动达菲预约项目。

围绕达菲生产问题的国际争斗揭示了紧急情况下 MCM 产品可及性问题的重要性。人们将不惜一切地争夺此类产品，以保护自己免受潜在的致命威胁；各国政府也将承受巨大的政治压力，一方面，他们需要确保民众 MCM 产品的可及性；另一方面，他们也需要医药公司确保足量供给。然而，由于在短时间内迅速增加药物产量非常困难，公司在确保供给方面显得力不从心。

紧急情况下，MCM 产品全球可及性造成的紧张，引发了另外两个围绕 MCM 产品更广泛的挑战。第一个挑战是技术难题，即如何确保拥有足够产能生产 MCM 产品。从达菲案例中可以看到，危机发生时未能在短时间内扩增产能的原因众多。而且，让以商业运作为核心的制药公司仅仅为了未来某个时候可能出现的疫情或大流行而预留大量产能也并不现实。对此，罗氏称："从商业角度来看，过度生产不可持续，产量会根据实际的需求进行调整。"（Roche，2012：6）换句话说，在没有大量订单的情况下，公司会将产能部署到其他具有更大商业回报的方面，而非将其闲置。

这也正是后来发生的故事。随着人们对甲型 H5N1 流感大流行的担忧减退，政府对达菲的兴趣也随之消失。为维持达菲供应网的运行，罗氏开始了苦苦挣扎。对此，罗氏的两位发言人解释道：

"达菲供应网络于 2006 年底建成，但到 2007 年底，维持网络的运行就开始变得越来越困难了。当时，我们正在生产数据，尝试延长政府购买的达菲的保质期，这一工作使我们合作伙伴的订单减少，其中的一些公司开始重新分配产能，这意味着我们供应网的产能开始大量减少。在此阶段，我们开始与政府讨论建立更具可持续性的供应方法。如今,提升产能仅是大流行防备计划的一部分。我们能在 6 个月内生产 1.3 亿个疗程,一年内生产 2 亿个疗程的药物。但是,达到这个产能意味着整个生产供应链持有 1 亿个疗程的存货"。(Rollerhagen and Braxton,2016:3)

一旦积压的政府订单完成,供应网络利用率下降,罗氏将再次缩减生产线,随之而来的问题就是,下一次扩大生产规模就更加困难了。

截至 2007 年底,在公司和政府如何更好地在 MCM 产品领域进行合作这一问题上,历史并没有提供什么值得学习的。似乎一切又回到了原点。大卫·拉普雷说道:"如果大流行没发生,就会有人批评在药物储备上花费了精力和金钱;相比更糟糕的情况是,如果大流行真的发生,并向更极端的方向发展,那么药品储备可能会很快消耗殆尽。而如果那时我们的生产网络已经被缩减得根本应付不了 MCM 产品的需求,又该怎么办?"(引自 Samii and van Wassenhove,2008:8)因此,是否扩大生产规模,是否保留剩余产能以备不时之需,是 MCM 产品所面临的第七个重大挑战(尤其是在国际紧急事件发生时)。

如果在危机中没有足量的 MCM 产品,那么是否应该继续尊重制药商的知识产权和专利权,是政府所面临的又一挑战。我们知道,在紧急情况下,政府可以选择行使在正常政治环境中并不允许的特权,即从向罗氏这样的制药公司手中直接获取专利药品生产的控制权。从表面上来看,这似乎是一个简单而直接的决定。然而,政府面对迫在眉睫的威胁既有保护民众的需要,又要防止向制药行业传递出政府在危机中将直截了当地、无一例外地规避专利的长远信号。政府在两者之间进行艰难权衡,对制药商的知识产权和专利权处理不当可能会对其他新MCM产品未来的开发形成阻碍。

站在制药公司的角度,政府在紧急情况下有权选择规避专利,这只会进一步增加MCM产品研发的商业风险,因为这些产品的专利权随时都可能被否决。实际上,这正是MCM产品的特征,即紧急卫生事件的发生,既是该产品最有可能获得商业回报的时刻,却也是政府和各方势力拥有最大政治及法律优势,对公司进行专利规避及要求降价的时刻。在紧急卫生事件发生时如何处理知识产权和专利问题成为了第八个重大挑战,这一挑战在需要保障民众用药需求时更为普遍。在达菲案例中,这些难题通过自愿分许可协议和其他一系列国际倡议得以解决。

以上挑战表明,保障人群用药需求,不能仅仅指望新MCM产品的开发,也不能完全依靠随后的政府采购。紧急情况一旦发生,还存在第三组挑战,即部署挑战。为了应对这些挑战,美国公共卫生紧急医疗对策事务机构下属的BARDA已在美国投资建立了三个新的先进开发与制造创新中心。中心的设立旨在通过不同生产线的切换,实现紧急情况下MCM产品的快速量产。这些新中心已经多次启动,用于应对近年来暴发的禽流感、埃博拉病毒和寨卡病毒等疾病大流行(Fassbender,2016)。这是美国政府迄今为止为解决纷繁复杂但至关重要的MCM产品难题所作出的最重要的尝试。

2. "达菲颂"
——副作用，青少年"自杀"和公司责任

国际上为大流行防备开展的达菲储备工作很快引发了另一场争议。媒体上突然出现一种猜测：达菲可能存在罕见但潜在有害的副作用。新药通常是在临床试验的基础上获得批准上市的，与整个人群规模相比，临床试验仅招募了相对较少的人。通常，这些临床试验的受试者是为了临床试验目的专门挑选的，而这意味着他们可能无法充分反映最终服用药物的人群的多样性，并且可能未纳入患有其他疾病的患者。随着越来越多的人在流感大流行中使用新药，有必要对使用人群继续进行监测，以确保新药不会造成意料之外的伤害。

达菲也不例外。在其上市之后，公众开始担心这种抗病毒药也可能具有罕见但更为严重的副作用，特别是在日本，这种担心更甚，因为在日本抗病毒药被广泛用于季节性流感。达菲可能具有更多潜在副作用的推测刚露出苗头，就立即引发了一系列其他问题。对于公众而言，尽管该药物已经得到监管机构的正式批准，但人们还是质疑是否应该继续服用该抗病毒药物。对于医生来说，这意味着他们必须决定是否继续向患者开达菲的处方。对于政府而言，它引起了人们对监管机构是否失职的担忧。如果这些猜测和担忧得到证实，人们就会对一段时间以来政府做出的所有储备决策是否明智产生极

大的怀疑。相应地，对于制药公司而言，这种猜测可能会招致大量的经济或其他法律责任，并损害达菲未来的销量。因此，罗氏和监管机构别无选择，只能回应公众的猜测。本章探讨了药物有害副作用最初是如何引起日本媒体关注，以及政府监管机构和罗氏随后是如何应对公众恐慌的。

总的来说，达菲的上市经验表明，MCM产品在民众中铺开之后，可能会面临另一个重大挑战：如何处理有害副作用这一敏感问题及其相关责任问题。这可能是新药上市都会面临的问题，但MCM产品在这方面的问题尤为突出。我们知道，由于许多病原体对人类生命极具威胁，开展MCM产品安全性评估所必需的临床试验可能会困难重重。在危急时期，MCM产品很可能在短时间内被推广给大量的人群使用。如果一种新药在人体内产生了罕见有害副作用，此时就会开始显现出来。因此，一些国家的政府已经开始调整法律框架，以管理紧急情况下MCM产品的部署和应用，从而解决药物有害副作用这一令人头疼的问题。

达菲与神经精神副作用的可能性

医学生们常常被告诫：他们开出的每一种药都有一种他们想要的疗效，但至少还有一种其他与本意相悖的效果。当政府决定在民众中大规模使用新的MCM产品时，考虑药物可能的副作用尤为重要。达菲在英国的经验就是一个很好的例子。在英格兰，2009—2010年H1N1大流行期间，政府通过国家流感大流行服务系统大量地向民众分发达菲。市民可以通过网站（或热线电话），参与一个简单的基于症状的调查来评估他们是否应该使用抗病毒药物,有服用达菲指征的人会获得一个专门的编号,然后到当地达菲领取点,领取药物。这是为了应对突发公共卫生事件而迅速大规模分发药物的经典范例。

当时,英国有许多人服用达菲,其中有一个13岁的小男孩名为哈里·豪阿戈(Harry Houseago)。哈里住在塔尔斯山(位于伦敦南部),是达利奇地区阿莱恩学校的一名学生。2009年5月的一天,出于对"猪流感"的担忧,他的学校暂时关闭了。哈里被困在家里。他躺在床上,悠闲地弹着吉他,创作了一首名为《达菲颂》的歌曲,随后发布在网络上,迅速引起了媒体的关注:

达菲颂

我睡着了,醒来感觉想吐

一切天旋地转

这感觉真不爽

我又……又要拉肚子了

我记得他们让我们吃药

说:"这样你就不会生病了。"

但是现在我知道这比任何感冒都严重

哦,达菲,全赖你

让我觉得很恶心

让我现在头很痛

我想我最好还是卧床休息吧

哈里后来解释说，歌曲里提到的症状并非他个人的经历，而是他阅读了药物大量潜在副作用的警示标签后，有感而发写下的歌词（Houseago，2009）。这就是为什么哈里的歌反映的都是达菲更常见的和大家熟知的较轻微的副作用，例如恶心和头痛。

一般而言，人们会开展两三个临床试验来进行药物副作用评估，时间可长可短，视具体情况而定，有些可能在很短时间内就完成了。尽管也有一些大型试验的例子，但许多临床试验的参与者在1 000~3 000 人之间（Light，2010：7）。这意味着，新药一旦获得批准，使用药物的人数会远远高于临床试验受试者人数。因此，在临床试验中可能无法完全捕捉到的较罕见的副作用，在新药上市后就会慢慢地显露出来（Avorn，2005：71）。例如，如果一种药物的严重副作用发生率为万分之一，那在标准规模的临床试验中几乎无法甄别（Flashoff，2012）。然而，即使是这种概率，在广大普通人群中大规模使用 MCM 产品时，这仍然是一个不容忽视的问题。

这里出现的另一个重要问题是，参加临床试验的人可能无法充分反映实际用药者的多样性。学者们对临床试验过程进行了深入研究，发现制药公司会采用一些不同策略，将临床试验阶段出现的副作用最小化。这样的策略可能包括排除病情更复杂、出现副作用风险更高的患者，缩短试验时间或者减小试验规模，选择性报告有毒副作用，排除有其他健康问题的患者（即使这些患者以后很有可能会使用这种药）等等（Light，2010：15-16）。毕竟，商业制药公司希望他们的新药在临床试验阶段看起来尽可能安全有效。因此，新药投放市场后，在"真实世界"里进行监测（也称作药物警戒），对于确认、修正或否决最初临床试验确定的药物安全性，是完全必要的。

当谈到达菲可能的副作用问题时,所有的目光都聚焦于日本,因为日本是达菲消费大国。尽管在大多数主要医药市场,在季节性流感的初期,达菲使用量远低于预期,在日本却是一个例外。日本广泛使用达菲来应对季节性流感,这使日本迅速成为世界上最大的达菲消费国,尤其是在政府开展大流行储备之前。据罗氏称,在1999—2000年和2006—2007年流感季,全球的达菲处方有75%以上是在日本开具的,达3640万份(Toovey等,2008:1100)。

日本达菲用量较高有几个可能的原因。其一是日本人口密度高,人们在狭窄的街道上比邻而居,在拥挤的地铁里密切接触,这使得传染病成为日本社会持续关注的问题。例如,即使没有传染病暴发的内在担忧,在公共交通上看到人们戴着防护口罩进行常规预防一点也不稀奇。日本医疗当局和医疗系统的观点也是可能原因之一,日本业内专家强烈建议将达菲用于季节性流感。许多日本患者受益于便捷的医疗设施,包括快速流感检测,这能加强抗病毒药物的临床应用。这是因为迅速诊断能够保证患者在典型症状出现前48小时的窗口期就开始使用达菲。最后,日本还存在一种由来已久的流感治疗传统,即使是普通感冒,医生们也习惯于开好几种药。这些因素可能将日本变成了世界上最大的达菲消费市场。

日本达菲用量相对较高,因此,如果达菲存在罕见潜在更有害副作用的话,最有可能在日本表现出来。日本医生最先提出达菲可能存在这种副作用,尤其是在儿童和青少年中可能存在,这令人尤为不安。2004年6月,日本厚生劳动省就达菲可能引起的神经精神不良事件(neuropsychiatric adverse events,简称NPAE)向医生发出警示，要求医生警惕这些风险。在 2005 年 11 月召开的一次科学大会上，报告了两名日本男孩在服用药物后，自杀身亡，死亡时间相隔一年（2004 年 2 月和 2005 年 2 月）（Cohen，2014）。这两起案件引起了日本媒体极大的关注。据说，日本医药品与医疗器械局（Japanese Pharmaceuticals and Medical Devices Agency，简称 PMDA）总共收到了 64 例心理障碍、妄想状态或其他异常行为的报告（Laurance，2005）。如果证实其中一些案例与服用达菲有关，那么这种抗病毒药物的生产商罗氏、正在为大流行防备开展抗病毒药物储备的政府以及最初批准在儿童中使用该药物的监管机构，都将陷入非常被动的局面。

滨六郎（Rokuro Hama）与日本的早期病例

对于许多日本患者来说，滨六郎是最为熟悉的一个人。滨六郎是日本药物监管中心的主任，日本药物监管中心是一家小型的非营利机构，位于日本第二大城市大阪。滨六郎发表了很多与这些病例相关的文章，并就疑似与使用达菲有关的 3 例日本死亡病例提出了专家意见，可以称得上对这些病例了如指掌。在一位翻译的帮助下，我成功地在日本药物监管中心的一间简朴的办公室里拜访了他。滨六郎言语温和并且热情好客，详细地分享了他对许多问题的看法，并提醒我关注他发表的相关文章。

死亡病例之一，是一名 2 岁零 9 个月大的小男孩，他在午睡时死亡。小男孩被检测出流感阳性，于 2005 年 2 月 5 日服用了达菲干糖浆（Hama，2005；Laurance，2005）。第二例死亡病例是一名年龄稍大一些的 14 岁男孩，他的流感检测结果同样呈阳性。2005 年 2 月 4 日，这个男孩服用达菲后，据说还和妹妹一起看了大约一个半小时的电视。他上床大约半小时后，他母亲去房里看他，但在房间里无论如何也找不到人，后来发现男孩躺在大楼外的地上。人们认为他是从 9 楼公寓自己的房间摔下来死亡的（Hama, 2005, 2008）。安德鲁·杰克当时在英国《金融时报》报道了这一事件，他从人文的角度讲述了这次事件，这有别于医学病案报告或者统计学描述。对于采访男孩母亲一事，杰克写道：

我去日本的工业城市知立市拜访柳古（Ryuko），她跪在现代化小公寓客厅角落的神龛前，把我带来的一束白花放在她儿子康平（Kohei）照片下面的蜡烛旁。康平生前的一些用品也摆在那里：棒球和球棒、一顶帽子、一些玩具。桌上有一张从当地报纸上剪下来的照片，这是一张全校师生朝会的照片。柳古解释说："学校按登记名册一一点名，当点到康平时，全校 194 名孩子齐声回答'到'。"（Jack, 2006）

其实，第三例发生在去年（2004 年），去世的是一名 17 岁的高中男孩。他流感检测也呈阳性，并在 2004 年 2 月 5 日服用过达菲胶囊。当时他家人都不在家，服药大约两个小时后，男孩突然跑到外面的雪地里，跳过水泥栅栏，穿过铁路，越过高速公路护栏，被一辆迎面而来的卡车撞死（Hama, 2005）。所有案例中的死者年龄介于 2 至 17 岁，死亡前不久都曾服用过达菲。这引发了人们的担忧，达菲是否可能产生一些医学界尚未认识到的更严重的副作用呢？

在探讨服用达菲与这些死亡病例之间可能存在的因果关系时，滨六郎列举了一些可能的因素：事件都发生在服药后较短的时间内；事件发生的时间都与2002—2003年日本开始向儿童销售达菲的时间相吻合；一些动物毒性研究也发现了类似的作用机制（Hama，2008：19）。日本国立传染病研究所（National Institute of Infectious Diseases，简称NIID）当时的负责人田代正郎（Masato Tashiro）告诉记者，研究所对这个问题知之甚少，但他担心达菲可能透过血脑屏障进入大脑。血脑屏障是关键组织层，通常可以阻止许多化学物质从血液进入大脑（MacKenzie，2007）。罗氏曾警示过：这种药物不应该用于1岁以下的婴儿，因为动物实验表明，对于年龄太小而没有完全形成血脑屏障的动物来说，这种药物会抑制其大脑活动并导致死亡（MacKenzie，2007）。

而针对罗氏的警示，制药行业（以及一些监管机构）经常提出的反驳意见是，流感本身会导致精神错乱和异常行为，因为流感通常伴有高热，而高热就会引起异常行为。这样一来，这些死亡病例到底是流感自身导致的还是达菲引起的，难以分辨。然而，滨六郎并不认可这个观点。他指出，有些患者的体温已经下降，这让他怀疑是否可以用发热谵妄症等来解释一切（Hama，2005）。

连同滨六郎报道的病例在内，先后出现的疑似"突发"病例共计7例，有的出现在服用第一剂达菲之后，有的出现在服用第二剂之后。此外，还出现了一个"延迟"病例，在服用完整个疗程的达菲之后才发生，病程持续了约两个星期。在7例突然发作的病例中，2例意外死亡，大致归因于非自杀性异常行为；3例在睡眠期间突然死亡；另外2例有生命危险，但并未致命（Hama，2008）。不难理解，这些病例在日本及其他国家和地区引起很大担忧，各种令人恐慌的报道充斥着媒体的头条新闻。各国政府，当然还有罗氏，除了回应公众日益增长的猜测和焦虑外，别无选择。

政府回应：添加额外警示

确保药物的安全性这样的事情，人们主要还是指望政府。随着公众的注意力转向这些令人震惊的病例，日本厚生劳动省也开始更系统地展开调查。调查发现，从 2001（奥司他韦开始在日本上市）到 2007 年 5 月底，共报告了 1 377 例不良反应，其中 567 例被认为是严重的神经精神病例，211 例表现为行为异常。在厚生劳动省报告的 71 例死亡病例中，有 8 例是异常行为导致的意外死亡（Hama，2008：14）。然而，更系统地调查所有这些病例是困难的，因为日本当时没有信息系统追踪全国范围内药物的使用情况。尽管索赔材料集中收集起来了，但都是纸质的，因此不适合计算机分析（Okamoto，2010）。

日本以外的其他监管机构同样认为有必要展开进一步的调查。在美国，FDA 从 2005 年开始调查达菲可能存在的神经精神副作用。这类病例报告绝大多数出自日本，这让 FDA 大为疑惑。由于日本的推荐剂量与美国和欧洲的相似，人们就会认为，此类病例应当均匀分布于所有使用该药的国家。尽管日本是迄今为止最大的达菲消费国，但如果达菲的使用与这种副作用之间存在因果关系，那么其他国家应该也会有比例相当的此类病例报告，而现实却并不是这样的。

FDA 探讨了几种可能的假设：或许日本患者药物的代谢方式不

同，或许他们体内的药物含量更高。但 FDA 在这两个方面都没有找到任何证据。不仅如此，FDA 也承认，有证据表明感染流感但没有接受达菲治疗的患者也出现了神经精神不良事件：

> 从 20 世纪 90 年代中期开始，儿科学文献中已有许多描述流感相关脑炎（大脑炎症）或脑病综合征的报告。这些报告主要出自日本，那里的儿科医生作了这样的描述：急性发热患者伴随抽搐和意识水平改变，并在流感症状出现后的几天内逐渐进入昏迷状态。这种综合征通常导致死亡或严重的神经后遗症。这些报告促使日本在全国范围内开展流感相关脑病监测。另外，在达菲被批准用于治疗流感之前，日本已经对这种综合征进行了描述，并开展了监测。（FDA，2005）

基于 2005 年的审议，FDA 认为"我们不能得出达菲与报告的儿童死亡病例之间存在因果关系的结论"（FDA，2005）。

尽管如此，FDA 仍然十分关注这些病例，于 2006 年要求罗氏修改药品标签，将谵妄、幻觉和其他相关行为等可能副作用列入其中（FDA，2006）。此外，几年后，南方药品不良反应网络（Southern Network on Adverse Reactions）对 FDA 不良事件报告系统数据库（2005—2010 年）进行的独立分析发现，在美国 19 岁及以下人群中，"一旦不控制奥司他韦在美国的低处方率，美国所报告的奥司他韦相关神经精神不良事件（NPAEs）的发生率与日本的不相上下"（Cohen，2014；Lu 等，2014）。这一发现让人意识到不是只有日本才存在使用达菲发生不良反应问题。此后，FDA 更新了达菲标签，EMA亦然（Cohen，2014）。

一直处于风口浪尖的日本当局决定发布自己的警示。2007年2月底，他们提醒医生不要给10—19岁的青少年开奥司他韦。日本在2005—2006年冬季进行的一项研究似乎首先排除了药物本身的因素，该研究当时追踪了2 846名儿童。研究人员得出结论：服用达菲与不服用达菲的儿童之间，异常行为的发生率没有显著差异（Yokota等，2007；Fuyono，2007：358）。这项研究由横滨城市大学研究生院医学研究科的儿科医生横田顺平（Shunpei Yokota）主持。但是，人们一直担心该研究存在缺陷，横田顺平本人也承认这种担心不无道理（Fuyono，2007：358）。问题最终悬而未决。

为了彻底地解决这个问题，横田顺平和他的团队开展了第二项研究，在接下来的2006—2007年冬季，研究纳入了大约10 000人，年龄介于10至18岁（Fuyono，2007：358）。然而，第二项研究很快引发了公众争议。据透露，该研究小组两名成员（包括横田顺平本人）的儿科研究和教学，曾接受过日本中外制药株式会社经费资助。据报道，在2001—2006年期间，横田共获得了1 000万日元的资助（当时约值8.5万美元），而森岛恒男（Tsuneo Morishima）在2005年，则获得了200万日元的经费资助（Fuyono，2007：359）。日本中外制药株式会社不仅仅是一家制药公司，也是罗氏的日本子公司，还是达菲在日本的主要经销商，这就是问题所在。因此，这种经济上的纠葛引发了人们对研究独立性和可能存在的利益冲突的担忧。

在资助明细浮出水面后，横田顺平被大阪市立市大学广田佳夫（Yoshio Hirota）教授取代。一项中期分析报告称，总体来说，神经精神异常症状与奥司他韦之间没有关联（Hirota，2008）。然而，这一结果很快受到了其他研究人员的质疑，包括滨六郎。在这项研究结题报告完成之前，日本当局决定限制这种药物的使用（Cohen，2014）。一名 14 岁男孩和一名 14 岁女孩在 2007 年服用奥司他韦后跳楼身亡，继媒体报道这两起死亡事件后，日本当局决定在包装上加入不要给 10 岁至 19 岁的人群服用该药物的警示（Fuyono，2007：358；Cohen，2014）。出于政治原因，日本政府最终别无选择，只能对公众的担忧做出回应，包括开展进一步的科学研究，要求监管机构更深入地调查这一问题，并最终发出额外警示。

罗氏赞助的研究：管控商业影响

反过来，罗氏将如何应对这些敏感问题？作为达菲的制造商，公司现在也成为公众关注的焦点。公众对达菲潜在更严重副作用的猜测可能会对公司财务产生影响，对此，罗氏不能掉以轻心。毕竟，产品更严重副作用的可能性哪怕只有一点点，也可能给公司带来重大的商业损失，甚至造成破坏性的打击。在这种情况下，对副作用的担忧也有可能削弱政府对达菲储备的信心。如果这种因果关系存在并得以证实，可能会给正在进行的达菲储备和流感大流行防备计划带来重大打击。因此，罗氏也别无选择，只能回应公众的猜测。

罗氏主要的反驳观点是，这些事件可能不是由达菲引起的，而更像是由流感本身引起的。罗氏仔细研究了自己的达菲临床前和临床试验数据后，提出了这一论点。罗氏还研究了达菲上市后所有自发事件的报道，甚至从美国和英国的医疗保险索赔资料以及医疗数据库中，广泛地收集流行病学数据。该公司的分析结论是，"数据有力地说明了 NPAEs 更可能是由疾病本身引起，而不是由奥司他韦引起的，这与英国全科医疗研究数据库（General Practice Research Database，简称 GPRD）的医疗记录分析结果一致，显示流感患者发生 NPAEs 的风险显著高于一般人群"（Toovey 等，2008：1112）。这项研究还指出，已有报道显示，中国台湾地区和日本的流感患儿在没有服用奥司他韦的情况下或在服用奥司他韦之前也出现了此类不良反应（Toovey 等，2008：1107）。罗氏后来发表了更多的研究结果，这些研究着眼于奥司他韦的使用与神经精神不良事件之间的关联，使用的信息来自一个大型美国医疗索赔数据库，结果两者之间确实没有发现任何关联（Smith and Sacks，2009）。

据曾在罗氏从事达菲工作的佩内洛普·沃德说，这样的问题也会带来更广泛的数据挑战。她认为，当发病的概率为 10 000 : 1 或更小时，要进行随机试验，而实验组和对照组均需要数十万的参与者。有没有神经精神不良"易感人群"？在她看来，在没有真凭实据之前，任何人，包括罗氏，都不能断然下结论。因此，解决办法是在产品标签上加上警示（Ward，2015）。当前此类药物效果的评估技术还有局限性，因此这很快演变成了一个认知局限性的问题。

也有人认为，罗氏赞助的研究敏感性不够，无法捕捉到试验结果，只有非常仔细的前瞻性和周期性的研究才能发现这种差异（Hama，2014）。2014 年，Cochrane 协作组的一篇系统评价列举了罗氏研究没能发现达菲与神经精神不良事件关联性的一些其他可能原因（Jefferson, Jones, Doshi and Del Mar 等，2014）。该系统评价的作者进一步指出，日本开展的前瞻性研究表明，在针对疗效进行随机对照试验时，采用大样本及具有前瞻性和意向性的数据可能是必要的（Jefferson，Jones，Doshi and Del Mar 等，2014）。然而，即使是站在这类问题研究前沿的学者也承认，"关于奥司他韦的使用与包括猝死和异常行为在内的严重神经精神不良事件之间的因果关系，大家各执一词"（Hama and Bennett，2017：149）。

根据医疗保险索赔资料来评估或判定奥司他韦的安全性，不在这本书的讨论范畴。然而，就本研究而言，真正重要的是，在各国政府正在建立流感大流行药物储备的背景下，达菲的有害副作用问题再次迅速引发了紧张局势和争议。正如 Cochrane 协作组系统评价的作者们所言，在这种情况下，即使有害副作用出现的概率很小，也不能置若罔闻，因为"按照流感大流行储备计划，奥司他韦将被分发给广大无症状民众"（Jefferson，Jones，Doshi and Del Mar 等，2014）。因此，对于 MCM 产品来说，产品与更有害副作用之间哪怕有一丝一毫的关联，也是一个特别重要和敏感的问题。这也意味着罗氏作为该药的生产商，除了回应，别无选择。罗氏的做法主要是开展自我研究，以及对监管机构追加其他相关数据的要求作出回应。

虽然这些争议对监管机构和公司都提出了新挑战，在整个事件中，遭受打击最大的无疑是死者的家庭——到头来，落得一个孩子离世、痛失家人的境遇。这些家庭想知道亲人的离去是否和该药物有关。在忍受丧失家庭成员之痛的同时，一些亲属还希望弄清楚监管机构或者制药公司是否会提供经济补偿。日本确实有此类问题的赔偿制度，资金是由制药公司提供。然而，根据滨六郎的说法，没有一个日本家庭得到了任何赔偿，因为相关公司"从来没有承认达菲和神经精神异常症状、猝死以及行为异常导致的死亡之间有因果关系"(Hama，2014)。此后，在日本以外的其他国家也出现了类似的赔偿要求。例如，在美国，专门从事伤害索赔的律师事务所现在正积极将孩子服用达菲后出现副作用的家庭列为业务对象(Parker Waichman LLP，2015)。

这种索赔在多个国家出现，表明药物的潜在有害副作用最终是与经济和法律责任等层面的问题联系在一起的。不仅仅是达菲，但凡涉及 MCM 产品，责任问题就变得尤为重要，因为在危机期间，新的 MCM 产品可能会在短时间内大规模应用于大量人群中，就像 2009—2010 年 H1N1 流感大流行期间大量使用达菲一样。如果有害副作用突然出现，会是怎样的情景？谁对此负责？政府、公司，还是那些参与药物管理的人？最终谁会为此买单？甚至，会受到刑事指控吗？

MCM 产品的有害副作用及责任

当然，所有药物的上市都必须考虑其潜在有害副作用。然而，就 MCM 产品而言，这个问题尤为突出，因为公司（和监管者）需要通过临床试验来对药物的安全性进行综合评价。我们看到，开展临床试验并非易事，为应对健康安全威胁，政府又期待开发出新的 MCM 产品。这些产品所应对的疾病可能不是自然条件下产生的，可能病例极少，或者可能非常危险，甚至致命。在这种情况下，如果采用适用于普通药物的常规的方式来设计和实施大规模临床试验，且要获取其安全性和有效性的有效信息，这很难做到（如果可能的话）。简而言之，对于 MCM 产品而言，有害副作用的出现可能存在更大的不确定性。

从商业角度来看，这种高度的不确定性只会增加新 MCM 产品开发的经济风险。如果在健康安全威胁出现之前无法进行恰当的临床试验，公司又如何有效避免之后可能出现的代价高昂的官司呢？达菲的经历显示，那些服用了 MCM 产品并认为自己因此受到伤害的人将寻求经济补偿。对于任何一家公司来说，这可能带来巨大的经济和法律风险。特别是如果产品被大量地分发给广大民众，那么风险就更大。

面临风险的还不仅仅是制药公司。MCM 产品的使用也涉及许多其他群体，如政府机构、公共卫生部门、医务人员、卫生保健工作者等等。如果这些人直接参与到一种最终对人们造成严重伤害的产品使用中，那么他们就都可能面临被诉讼的风险。除非有一个明确的法律框架来处理 MCM 产品使用中的伤害问题，否则制药公司和药物使用所涉及的许多其他工作人员就不敢再涉足 MCM 产品相关领域了。因此，一些政府已经开始专门针对 MCM 产品的管理调整法律框架。

PREP Act：对制药公司开展新的法律保护

美国在这一领域特别积极主动，已经推行了三项关键改革。首先，美国政府通过了新的立法来处理潜在的诉讼问题。2005 年颁布的 PREP Act（即《公共准备和应急准备法案》），为制药公司引入了在突发公共卫生紧急事件中，为此类诉讼提供新的法律保护的可能性。该法案的另一目标是，解决 MCM 产品众多参与人员（例如医疗保健人员、公共卫生专业人员、公私合作部门工作人员以及参与 MCM 产品分发和部署的其他人员）担心的责任问题（Binzer，2008：2）。因此 PREP Act 明确规定，HHS 部长有权发表声明，免除这些人员的侵权责任。

侵权是一个法律概念，指遭受损害的人可以提起诉讼，从造成损害或伤害一方获得赔偿。PREP Act 的条款旨在涵盖紧急情况下与 MCM 产品使用相关的索赔，并保护"参与研发、制造、测试、分发、管理和使用 MCM 产品的实体与个人"（IOM，2010：6）。因此，法律保护延伸到广泛参与 MCM 产品管理的利益相关者，包括制药公司。以 PREP Act 为依据的法律保护从正式发表声明之日启动（Binzer，2008：2）。

PREP Act 涵盖的伤害和损失范围很广，包括死亡，身体、精神或情感的伤害，疾病，残疾以及财产损失或损害（IOM，2010：22）。然而，侵权保护也是有限的，该法不对任何蓄意的行为失当所造成的死亡或严重伤害提供保护（IOM，2010：22）。在美国，用户即使是在产品发表声明后使用，如果可以证明制药公司有故意的不当行为，比如捏造数据、故意隐瞒信息等，仍然可以提起诉讼。关键是，不会对声明进行司法审查，这主要是为了保护部长发布此类声明的权威性以及防止因诉讼造成延误（Binzer，2008）。另外，需要牢记的是，所有这些保护只与美国法律有关，在其他国家尚有一系列更广泛的潜在诉讼问题亟待解决。（Binzer，2008：2）。

这种对新 MCM 产品实行侵权保护的新机制，已被多次援引到多桩案例中，包括急性辐射综合征（acute radiation syndrome，简称 ARS）、炭疽、肉毒杆菌病、流感大流行和天花。达菲就是该声明明确覆盖的 MCM 产品之一（IOM，2010：24）。根据罗氏一位高级管理人员当时的说法，这些规定对于开展出于防备流感大流行目的的抗病毒药物储备至关重要："我们认为，最近（2005 年）颁布的 PREP Act 中的保护条款，应该能解决我们开展大流行储备过程中，关于达菲供应责任方面问题的重大关切……因此，除了其他合同保护措施外，我们将要求 HHS 部长将达菲纳入所有对大流行 MCM 产品实施责任免除的声明中。"（US Senate，2006）因为史无前例的患者人数、更高的药物剂量和更长的用药时间以及急剧减少的医生指导，都是公司需要考虑的关键因素（US Senate，2006）。

对新 MCM 产品制造商（以及更广泛的医疗卫生服务工作者）的特别法律保护，标志着美国政府已经进行了第一次关键的法律调整，以确保制药公司愿意跟政府进行更多合作，生产和储备像达菲这样的 MCM 产品。本质上，他们是在利用国家权力，对此类产品造成的潜在危害给予豁免，使其免于诉讼。相比之下，在欧洲，这种处理 MCM 产品相关责任问题的集中程序尚不存在，这在很大程度上仍将是欧盟各成员国的立法问题（EMA Officer，2013）。也就是说，索赔诉讼并不是紧急情况下使用 MCM 产品需要解决的唯一法律问题，还有许多可能出现的其他复杂法律问题有待解决。

紧急使用授权：使用未经批准药物的新途径

第二个法律难题在实际紧急情况下很容易出现，那就是政府可能希望推出尚未获得正式的官方监管批准的新 MCM 产品，因为它被视为是现有可用的最佳（或唯一）药物。然而，这样做是违法的。这种法律的不确定性可能会妨碍政府在紧急情况下使用 MCM 产品。

第三个密切相关的难题是法律上的模棱两可。比如为了应对刚刚出现的新威胁，政府想将一种已获监管机构批准的 MCM 产品用于一种未经批准的新用途。既然未经批准，这样做同样是非法的。在 2009 年 H1N1 流感大流行期间，当美国政府想要使用达菲时，恰恰遇到了这种情况。严格地说，当时在美国，达菲并没有获得用于流感大流行的监管批准，只获批用于季节性流感。这就涉及一个难题，即是否可以合法地将其提供给民众用于流感大流行？如果这些使用了达菲的民众将来意外地出现副作用，就增加了罗氏所要面对的法律风险。

为了解决这两个密切相关的法律问题，美国政府还推出了另一项新的法律程序。这一新程序使政府在某些紧急情况下部署 MCM 产品合法化，即使这些药物尚未得到批准。它还允许政府合法地将药物用于不同于最初批准的用途和适应证。这一新机制被称为"紧急使用授权"（Emergency Use Authorization，简称 EUA），建立于 2004 年，是《生物恐怖防疫计划法案》（Project Bioshield Act）的一部分。从形式上讲，EUA 是"由美国 FDA 签发的一种授权，在公共安全或美国军队安全或国家安全受到威胁的紧急状态下，授权使用未经批准的医疗产品或将批准的医疗产品用于有别于批准用途的其他方面"（IOM，2010：5）。

这项新程序使政府规划者在应对突发卫生事件方面有了更大的用药灵活性。HHS 总法律顾问办公室的苏珊·谢尔曼（Susan Sherman）认为，"从法律角度来看，在很大程度上，EUA 帮助我们解决了所有这些难题。你可以更改标签；你可以更改信息；你可以改变剂量；你可以把它用于那些没有被批准的用药人群"（IOM，2010：26）。以达菲为例，免责声明使其能够用于治疗和预防1岁以下儿童的流感，可以在出现症状后使用，可以在没有FDA要求的处方标签的情况下分发，或在有效期之后依然可以使用（FDA，2010b）。

从程序上讲，是否进入紧急情态可以由卫生部门或安全部门决断，具体来说就是由HHS、国土安全部或国防部判断。宣布的紧急状态可以是军事的、国内的或公共卫生方面的，但应该都是对国家安全产生影响或具有重大潜在影响的情况。该政策涵盖的物品包括化学物品、生物试剂、放射性物质或核材料等（IOM，2010：27）。然而，EUA是不能轻率启动的。在做出使用决定前，HHS部长必须首先权衡对策所针对的物品是否满足以下几个条件：能引发危及生命的重大疾病；能证明在疾病检测、治疗或预防方面的有效性；已知和潜在的利益大于其已知的潜在风险；没有适当的已获批的可用手段；满足法规中规定的任何其他标准（Gottron，2014：4）。在这一过程中，FDA作为政府监管机构的角色也没有完全消失，因为仍然由FDA来审查EUA请求，然后由FDA专员颁发正式授权书。

最近，授权机制通过的2013年《大流行和全风险防范与再授权法案》（Pandemic and All-Hazards Preparedness Reauthorization Act）得以进一步调整。该法案在早期授权程序的基础上，至少在两个方面显著扩大了授权范围。首先，它允许HHS部长在确定存在重大公共卫生紧急状况的可能性后签署EUA（Gottron，2014：13）。换言之，不需要等到疫情已经发生再签署EUA。现在如果预测到紧急情况可能迫在眉睫，授权程序可以更早启动，这种情况可能是疫情已经在世界其他地方发生，而且有很大可能蔓延到美国。其次，无论是否存在现实的紧急情况或潜在紧急情况，部长现在还可以依据"生物盾牌"计划向所有 MCM 产品发布 EUA（Gottron，2014：13）。如此一来，在紧急情况下，将 MCM 产品用于不同于最初批准的用途，甚至使用尚未获得任何批准的 MCM 产品，就变得合法化了。

与 PREP Act 一样，这一新程序已被美国政府多次启动。该程序应美国国防部的要求于 2005 年首次用于应对吸入性炭疽病（Nicholson 等，2016：22）。随后，在 2008 年它被启动用于处理抗生素急救包。在 2009 年甲型 H1N1 大流行期间，为使用达菲（以及瑞乐沙）也启用了这个新程序（IOM，2010：25）。近年来，EUA 也应用于应对 H7N9 流感、中东呼吸综合征、肠道病毒 D68、埃博拉病毒和寨卡病毒（FDA，2014：31）。这些新法律法规的出台和应用使得美国政府在解决 MCM 产品相关的法律问题和责任问题方面走在了世界最前沿。

其他国家政府也在寻求出台类似的程序。过去十年中，欧盟委员会花了大量时间发展自己的健康安全框架，重点是预防、防备和应对威胁（European Commission，2011）。2013 年达成的一项关于加强欧盟卫生安全的新协议规定，"在公共卫生紧急情况下，欧盟委员会可以给药品发放有条件的销售授权"，"这将加速紧急情况下医药产品或疫苗的市场销售"（EU，2013）。出于职责，在紧急情况下，即便信息不够充分，也可以授予有条件的营销授权（Cavaleri，2016；EMA Officer，2013）。此外，在亚洲，日本早在 2001 年就出台了"快速审查反恐措施"。这项措施将允许针对生物恐怖威胁的 MCM 产品获得临时许可（Shimazawa and Ikeda，2015：131）。除了美国，世界各地的一些政府也在对管理 MCM 产品的法律框架作类似的调整，并暂停一些适合于常规情况的法律要求，以便能够更好地管控紧急状况。

围绕 MCM 产品的挑战，并不是产品开发成功就停止了，也不是产品被政府采购就结束了。在紧急情况下，一旦将 MCM 产品实际施用于民众，还会带来更多部署方面的挑战，包括其潜在的危害和有害副作用。由于 MCM 产品针对的许多病原体是很罕见且危险的，因此公司难以进行严格意义上的大规模人体临床试验，而这使得 MCM 产品的潜在有害副作用是否存在、副作用大小和严重程度等问题，都具有更大的不确定性。

而且，这种产品在短时间内突然应用于大量人群，会带来非常现实的问题。比如，当一种 MCM 产品被施用于 100 000 人时，即使有害副作用的发生概率是千分之一，仍然会有大量的病例出现（Cole，2013：14）。悲观一点讲，只有在紧急情况下更大规模地实际施用新 MCM 产品时，其罕见但可能更有害的副作用才会表现出来。如果发生这种情况，人民将遭受痛苦，公司和公共卫生部门可能面临巨大的责任，并失去公众信任。

这就是为什么处理与有害副作用相关的法律和责任问题成为围绕 MCM 产品的第九大挑战。这个挑战再次将各国政府置于一个特别艰难的境地：一方面，民众希望政府行使其监管权力，确保他们所使用的任何 MCM 产品都是安全的（而且确实是有效的）；另一方面，政府鼓励商业开发新 MCM 产品的时候，也需要顾及开发和生产这些产品的制药公司的需求。他们需要牢记，在危机中突然出现这些有害副作用，可能会带来大量的法律和经济问题，使制药公司对 MCM 产品望而却步。换言之，各国政府必须在制药公司的顾虑与本国人民的安全和福祉之间取得平衡。

政府是有能力去解决这些问题的。事实上，我们已经看到，针对 MCM 产品，他们可以通过增加法律灵活性和引入新的法律工具来做到这一点。不过，这本身也带来了新的疑问。随着各国政府对新 MCM 产品的投入越来越大，政府的建议和诱导能否做到不偏不倚，是关乎政府公信力的问题。本章开头我们谈到的那个在日本去世的男孩康平就是一个最好的例子。当康平的母亲被问及如何看待日本的达菲问题时，她说："日本政府购置并储备了大量用于流感大流行的达菲。因为政策如此，他们并不想承认康平的死亡和达菲有关。"（引自 Jack，2006）她的话语显示出，政府为流感大流行防备而投入巨资储备达菲，反而使她对政府彻底失去了信任。

3. 数据之争

——罗氏和 Cochrane 就临床试验数据展开角逐

2009—2010 年，我们经历了 21 世纪第一次流感大流行。一种新型 H1N1 流感病毒在北美洲被发现，并迅速传播到其他大陆。因为要应对之前出现的 H5N1 威胁，许多政府已经制定了广泛的大流行防备计划，因此可以迅速启动这些计划以应对这场 H1N1 的流行。达菲作为抵御流感大流行的第一道防线，再次成为民众关注的焦点。多国政府也首次向民众提供了新储备的达菲。这些决定将开启达菲生命周期的下一个至关重要而又争议不断的阶段。

由于越来越多的人服用达菲，多个群体突然要求获取达菲**所有**临床试验数据。在大流行期间，医生在给患者开药之前想再次确认这种药物的安全性和有效性。这非常重要，因为日本的相关报道让人们担心达菲存在潜在副作用。一些记者和研究机构同样希望仔细审查这些数据，这是因为建立达菲储备花费了巨额的公共资金，而罗氏一夜间通过该药获得了相当可观的收入。因此，达菲完整临床试验数据的可及性问题成为讨论其有效性、安全性和是否物有所值的关键所在。然而问题来了：任何一个群体都无法获取所有的临床试验数据，原因很简单，因为大部分数据都未公开。

从历史上看，制药公司通常不会公开所有临床试验数据，也没有法律要求他们这样做。因此,像罗氏这样的制药公司通常会在申请市场批准期间,与监管机构私下共享一些产品的临床试验数据。制药公司还自作主张将某些研究选择性地发表在学术期刊上,特别是那些证明其产品具有临床价值的研究。这就是达菲最初的发展模式:罗氏进行临床试验,然后根据需要与相关监管机构共享信息,在学术期刊上发表部分研究成果。然而,这也意味着,有关达菲的大部分临床试验数据从未公开。

由于在 H1N1 流感大流行期间大范围使用达菲,处理临床试验数据的常规流程开始遭受来自民众的巨大压力。其中一个颇具影响力的研究网——Cochrane 协作组,直接写信给罗氏,要求获取所有详细临床数据,遭到罗氏拒绝。此后两家便进行了公开争斗,这场争斗持续了数年。由于获取所有临床试验数据的努力连连受挫,争取更大临床试验数据公众可及性的运动甚至将达菲树立成典型,将各种各样的问题,包括带政治色彩的问题,一股脑儿地抛向了达菲。例如,临床试验数据应该由谁生成?谁可以获取这些数据?数据应该如何分析?那些残酷的公开争斗指向第十个也是最后一个挑战,更是在寻求人群药物保护中愈发重要的一个挑战:临床试验数据的可及性。

大流行防备药物达菲

随着 2009 年新的流感大流行的到来,可想而知,感染病例将急剧增加,医疗系统将遭受更大压力,各国政府必须为此做好积极准备。因此,许多政府想搞清楚达菲是否还能帮助预防(或至少减少）与流感相关的，导致住院的并发症。如果可以，达菲可能不仅有助于挽救生命，而且可以减轻大流行期间医疗机构的巨大压力。除了能将健康成年人的症状持续时间缩短约一天外，达菲在公共卫生方面是否可以有"更硬"的表现呢？这对于迫在眉睫的 H1N1 大流行管控至关重要。

罗氏确信，并在各种场合通过不同的媒体和渠道多次公开声明达菲可以起到这种作用。例如，罗氏 2005 年的达菲宣传册（几乎就在各国政府考虑为 H5N1 建立储备的同时）宣称："当按照批准剂量（每天 75 毫克，连续 5 天，每天 2 次）给药时，达菲可使没有基础疾病的人的症状严重程度降低 38%，继发并发症（如支气管炎、肺炎和鼻窦炎）减少 67%，流感的持续时间缩短 37%。这些数据来自达菲对季节性流感的治疗效果。"（Roche，2005：1）这份声明具有双重含义：首先，就如达菲的生产商明确声明的，该药能够减少与流感相关的并发症；其次，支持该声明的数据出自季节性流感试验而非流感大流行。我们已经在前面章节中了解到，此类数据无法从流感大流行中获取，因为没有人能提前确切知晓新的大流行病毒的情况。

除这份宣传册之外，在公司其他的交流平台上也可以找到类似的有关达菲减少并发症的表述。例如，罗氏某些网站上的宣传几乎如出一辙（Jefferson 等，2010：79-80）。罗氏的员工也在公开学术报告中强调这一信息。例如，大卫·雷迪启动了一项模型研究，该模型对大流行期间达菲在减少和延迟住院方面的作用进行了预测（Tierney and Reddy，2005）。当时在罗氏工作的佩内洛普·沃德在《抗微生物化学疗法杂志》（*Journal of Antimicrobial Chemotherapy*）

的特别增刊中进行了非常相似的评论:"如果目标是减少并发症、住院和死亡,减少资源消耗,那么使用达菲进行治疗似乎是一个可行的选择。"(Ward 等,2005:i18)这样的表述彰显出,达菲以抵抗流感大流行的 MCM 产品的身份,完美地开启了第二次生命。

然而,支撑这些说法的数据实际上是从哪里来的呢?这些研究是由罗氏公司还是由独立团队开展的?回顾大流行防备计划的近期历史,有一项研究清楚地表明了作出此类声明的重要性。该研究是对 10 项临床试验的汇总分析,涉及 3 564 名患者,由洛朗·凯瑟(Laurent Kaiser)等发表在 2003 年的《内科医学档案》(*Archives of Internal Medicine*)上。这项研究由罗氏资助,目的是评估奥司他韦对由流感引起的下呼吸道并发症(lower respiratory tract complications,简称 LRTCs)发生概率的影响。下呼吸道并发症需要抗生素治疗和住院治疗。根据这项现在已臭名昭著的研究,"我们的分析发现,使用神经氨酸酶抑制剂奥司他韦对流感进行早期治疗可以显著减少与流感相关的下呼吸道并发症,减少相关抗生素的使用,并能降低住院的风险"(Kaiser 等,2003)。简而言之,该研究似乎证实了达菲还可以带来一些重要的公共卫生效益。

凯瑟的研究于 2003 年发表,当时许多政府尚未作出储备抗病毒药物的决定。此研究后来被证明对将达菲重新定位为抵抗流感大流行的 MCM 产品具有深远的影响。有文献显示,几个重要组织和卫生机构后来以凯瑟这项研究作为依据,将达菲纳入大流行防备计划。例如,美国疾病控制和预防中心多年来引用它来支持达菲可降低并发症和肺炎风险的说法,该研究也被美国流感大流行计划引用(Jefferson 等,2010:78)。英国卫生部在决定储备该药物时也引用了凯瑟的这项研究（DOH，2009；引自 Cohen，2009）。弗雷德里克·海登教授（Frederick Hayden）也曾引用过，他是凯瑟研究的署名作者之一，同时也是英国卫生部和 WHO 顾问（Cohen，2009：1342）。因此，凯瑟的这项研究对全球大流行防备很有影响力，这是作者在发表研究之初未曾预料到的。凯瑟本人后来在有关达菲的电视纪录片中透露："我从未预料到我的研究会被如此广泛地引用，甚至被错误地引用，肯定也被断章取义地引用，以证明达菲使用的合理性，以及英国 2009 年大流行期间购买数百万剂达菲的必要性。"（Tinari 等，2011：15）

　　凯瑟这项研究至少存在两个明显的问题。首先，它是基于罗氏的数据，并且在罗氏资助下对数据进行分析。由于临床试验复杂且耗资巨大，开展临床试验或者签署研究合同之类的事宜大多落在了制药商身上。制药商与研究之间的这种紧密联系也可能引发潜在的利益冲突问题，人们也会对此类研究的独立性产生质疑。

　　第二个问题将事情更加复杂化了。凯瑟的研究是基于临床试验开展的，其中的许多试验尚未公开。在申请监管机构批准时，制药公司通常会以秘密的方式将临床试验数据提交给监管机构。而这些数据按照常规**不会**公开，也没有法律要求制药公司必须公开。和许多其他公司一样，罗氏在公开达菲临床试验数据方面拥有相当程度的自主权。但是，现在随着所有人都将达菲视为流感大流行的第一道防线，达菲的临床试验数据开始受到公众关注。实际上，这是如今已臭名昭著的凯瑟研究的作者当时没预料到的。

刨根问底：林敬二发送给 Cochrane 的询问邮件

一切始于一个来自大阪的日本儿科医生林敬二（Keiji Hayashi）在公共网站上一次相当谦逊的询问。正如许多其他日本儿科医生一样，林敬二当时在他的诊所为患有流感的儿童开具奥司他韦的处方，但他担心达菲可能有副作用（Tinari 等，2011）。他从同样居住在大阪的滨六郎（Rokuro Hama）的文献中了解到达菲可能具有罕见潜在严重副作用（Cohen，2009：1342）。林敬二和他的妻子坐在儿科诊断室的接待室里，讲述了接下来发生的有趣故事（Hayashi 2014）。

林敬二讲述了 2009 年流感大流行的到来将他推入了怎样的临床困境。一方面，他仍然担心达菲的潜在副作用，这使得他在为患者（尤其是儿童）开抗病毒药之前必须深思熟虑；另一方面，如果凯瑟研究正确，那么对于那些感染了新的 H1N1 流感病毒的人来说，达菲可能会挽救他们的生命。如果是这样，他可能不会拒绝使用达菲。换句话说，如果关于达菲可以减少与流感相关的下呼吸道并发症的说法是正确的，那么，是否应该开具达菲呢？他必须在疗效与副作用风险之间作出权衡，然后才能作出临床决策（H. Epstein，2011）。因此，面对络绎不绝的患者，林敬二渴望找到凭据，证明使用达菲的合理性（Hayashi，2014）。达菲是否真的像大家所说的那样，能减少与流感相关的下呼吸道并发症呢？

在哪里可以找到有关达菲有效性的公正且可靠的信息？林敬二最初求助于备受赞誉的 Cochrane 协作组，它是一个独立的非营利性非政府研究组织，由世界各地成千上万的义务工作者组成，他们对药物有效性证据进行评价。Cochrane 协作组的系统评价享有医学"金标准"的国际声誉，因为它们汇总了有关药物的所有可及数据，并随着新数据的获得而定期重新进行系统评价（Goldacre，2014）。在 Cochrane 协作组平台上查询 2006 年以后对达菲（奥司他韦）进行的最新系统评价时，林敬二发现，这些评价认可了 2003 年凯瑟研究得出的达菲能减少与流感相关的下呼吸道并发症的结论。有可信度极高的 Cochrane 协作组的认同，林敬二的疑虑很快被打消。

然而，林敬二注意到，Cochrane 协作组的结论存在潜在问题。像许多其他官方文献一样，Cochrane 协作组平台上的系统评价似乎也明显基于凯瑟研究。而凯瑟研究则是对奥司他韦的其他十项临床试验的汇总分析。为彻底弄清真相，林敬二决定亲自对这十项临床试验进行评价，以验证他们的分析是否正确。因此，他开始着手寻找凯瑟纳入的十项临床试验的原始数据。

这一探寻带来了非同寻常的发现。在快速浏览凯瑟纳入的十项试验的资料后，林敬二发现其中大多数研究从未完整发表过。在十项研究中，只有两项完整发表，另外七项仅作为会议摘要发表过，有一项根本没有发表过（Sheridan，2016：47）。而且，已发表的那两项研究似乎没有提供达菲能预防与流感相关的下呼吸道并发症的有效证据。因此，林敬二无法获得作出处方决定所需的信息。正如他在纪录片中所解释的：

> 他（凯瑟）的文章分析了十项研究的数据。我发现两项已经发表。当我查看发表的这两项研究的数据时，我发现达菲在预防诸如支气管炎等并发症方面并无优势。因此，实际上达菲在预防与流感

相关的下呼吸道并发症方面的有效性就只能从剩下的八项尚未公开发表的数据中寻求证明了。另外，我还看到作者的单位信息，除了凯瑟，还有四个人供职于罗氏，另一个作者是罗氏的顾问。因此，我认为这些文献基本上是由罗氏自己撰写的。(Tinari 等, 2011: 4)

林敬二无法继续深究此事，因为在凯瑟研究中的十项临床试验中有八项研究的数据无法访问。那么，在 H1N1 大流行时他还能不能信心十足地给患者开具达菲呢？同时，Cochrane 系统评价又是如何获取数据并进行了独立分析的呢？

对于林敬二而言，幸运的是，Cochrane 协作组为读者提供了在线发布评论的平台。2009 年 7 月 14 日，林敬二在 Cochrane 协作组平台上发表评论。评论指出，Cochrane 协作组的结论似乎源自凯瑟研究，而没有对基础数据进行独立分析："我们坚决认为，关于与流感相关的下呼吸道并发症的系统评价结论主要来自这 8 项随机对照试验（randomized control trials，简称 RCT），我们应该严格评估这 8 项试验。否则，很难得出奥司他韦可以预防与流感相关下呼吸道并发症的结论。"（Hayashi, 2009）林敬二当时还没有意识到他在 Cochrane 协作组平台上的评论将很快引起一连串连锁反应，并最终导致了现在临床试验数据发布方式的转变。

按照 Cochrane 协作组的规则，达菲系统评价的作者有义务在六个月内回复林敬二的评论。相关的 Cochrane 系统评价是由托马斯·杰斐逊（Thomas Jefferson）和其他人合作开展的。杰斐逊亲口承认，当他看到评论时，很快就意识到自己犯了一个错误——依赖凯瑟研究。因此，他着手直接从撰写凯瑟研究的学者那里获取原始数据。他首先给凯瑟研究的通讯作者弗雷德里克·海登教授发送了电子邮件。海登回答说，由于多种原因，他无法再找到数据，Cochrane 协作组需要去找罗氏。杰斐逊之后与该研究的主要作者洛朗·凯瑟教授联系时，收到了类似的回复（Cohen，2009：1343）。这意味着杰斐逊现在别无选择，只能直接联系罗氏以获取数据。

杰斐逊向罗氏索要数据时，该公司坚持要求他首先签署一份保密协议，以防止他公开分享数据。该保密协议甚至不允许杰斐逊公开披露签署保密协议一事（Doshi，2009）。这一要求使杰斐逊陷入了两难处境。毕竟，Cochrane 协作组的理念是公开试验数据和方法，以便其他人了解结论是如何得出的，鼓励对试验进行错误质疑。由于杰斐逊认为罗氏的保密协议要求与 Cochrane 协作组的精神背道而驰，他不愿签署（Jefferson 等，2010：77）。当他对该协议提出质疑时，罗氏不予理睬（Cohen，2009）。罗氏大流行工作组当时的负责人大卫·雷迪后来解释说，这里涉及一个法律问题，该数据包括患者姓名的首字母缩写和出生日期，依法只能由监管机构、医生和罗氏的科研管理人员查阅。除非签署保密协议，其他人无权查阅（MacKenzie，2009）。

在为撰写本书访问罗氏期间，当被问及为什么公司没有立即将所有数据公开给 Cochrane 协作组时，罗氏的发言人还指出，这样做不符合常规。他们认为，这种要求在当时是史无前例的："我们与 Cochrane 协作组沟通采用谨慎的策略。索要数据是前所未有的要求，尽管我们已与监管机构共享信息，但我们从未将监管机构所要求的临床资料提供给非法定机构。我们的首要工作是确保患者的隐私以及保证使用有效的方法完成科学评估。如前所述，对于

Cochrane 协作组的建议及随后的做法,我们一直持强烈的保留意见。"(Rollerhagen and Braxton, 2016:6)对于 Cochrane 协作组的要求,罗氏的回应非常谨慎。

但是,在回应杰斐逊后续电子邮件时,罗氏于 2009 年 10 月再次与 Cochrane 协作组联系,并告知罗氏已将数据提供给另一个机构做进一步分析。公司声称,这是他们无法向 Cochrane 协作组提供数据的原因(Cohen, 2009; Goldacre, 2012:84)。本·戈德克(Ben Goldacre)在他撰写的《制药劣迹:制药公司如何误导医生损害病人》(*Bad Pharma: How Drug Companies Mislead Doctors and Harm Patients*)一书中对这一事实进行了描述,他反驳说,罗氏的这种回应是"不合逻辑的:为什么多个群体不能展开同样的研究呢?这是毫无道理的。实际上,重复是良好科学的基石,科学的重复是积极可取的"(Goldacre, 2012:84)。也许这有助于解释为什么罗氏不久之后向 Cochrane 协作组发送了 7 份文件(每份约 12 页),其中包含凯瑟研究涉及的 10 项临床研究报告(Cohen, 2009; Goldacre, 2012:84)。Cochrane 协作组在此事上似乎终于取得了一些进展。

然而,失望又一次随之而来。Cochrane 协作组研究人员仔细钻研了罗氏发送的文件后,很快意识到文件并未包含对与流感相关的下呼吸道并发症问题进行合理分析所需的所有详细信息(Goldacre, 2014)。他们根据收到的资料,努力重建未发表的数据(Cohen, 2009),意外地发现了其他令人震惊的数据差异和前后矛盾。例如,一个惊人的发现是,有关达菲对与流感相关的下呼吸道并发症的影响,不同的监管机构(他们将临床试验数据视为监管批准流程的一部分)得出了截然不同的结论。欧洲相关监管机构,也就是欧盟药品管理局（即 EMEA，后来更名为 EMA）在其 2009 年产品性能评价中指出，奥司他韦确实降低了与流感相关的下呼吸道并发症风险（Cohen，2009：1344）。然而，2008 年的一份美国产品标签信息评价显示："严重的细菌感染可能伴随流感样症状出现，或可能与流感同时发生，抑或作为并发症发生。达菲尚未显示出预防这些并发症的效果。"（引自 Cohen，2009：1344）这些产品标签是获得 FDA 批准的。

最后的这一发现同样具有双重意义。首先，这一发现说明在查看临床试验数据后，不同的监管机构在与流感相关的下呼吸道并发症问题上得出了不同的结论。其次，这意味着国际上声誉较高的监管机构之一已明确，**没有**足够的证据证明达菲在与流感相关的下呼吸道并发症方面的效果。当 BMJ（原 *British Medical Journal*，《英国医学杂志》）和新闻频道 4 进一步询问这种差异时，FDA 发言人解释说："针对不同人群（健康成年人和儿童、养老院患者、患有心脏/呼吸系统基础疾病的成年人和儿童）进行的临床试验没有证明达菲和安慰剂治疗在住院率、与流感相关的下呼吸道并发症发病率或死亡率方面有任何显著差异，可能是因为这是相对小概率事件。尽管临床试验规模相对较大，但无法检测出临床终点指标。"（引自 Cohen，2009：1344）所有这一切都指向了一个问题，即对于同一临床试验数据，不同的监管机构怎么得出了截然不同的结论？如果不能获取达菲所有详细的临床试验数据，这很难回答。

而且，Cochrane 协作组现在也面临着困境。该组织已受英国和澳大利亚政府机构委托，对奥司他韦的评价进行更新（Cohen，2009：1343）。由于无法确保获得凯瑟研究的全部临床试验数据，而更新的内部期限步步紧逼,Cochrane 协作组团队现在就达菲对与流感相关的下呼吸道并发症的影响这一关键问题上应该采取什么立场?团队基于方法学理论做出决定,在接下来的将于 2009 年 12 月发布的达菲评价中排除凯瑟数据,因为这些数据无法被独立验证。这是一个很有意义的决定,带来了 Cochrane 协作组平台上的系统评价的重要变化。Cochrane 协作组 2009 年更新的指南指出,目前尚无法确定奥司他韦是否可以减少与流感相关的下呼吸道并发症(Jefferson 等,2010)。

不出所料,该团队的裁断在当时引起了很大的政治反响。毕竟,出于大流行防备目的,政府投入了大量的公共资源建立广泛的达菲储备,而决策依据之一就是 Cochrane 协作组当初声称达菲能减少与流感相关的下呼吸道并发症。与此同时,这个有争议的裁断似乎也推动罗氏最终承诺公开临床试验的完整临床研究报告。为什么获得完整的临床研究报告对 Cochrane 协作组的研究人员如此重要?后来从他们的角度讲述这段往事时,一些当事人解释说:"临床研究报告所包含的信息与期刊论文相同……但要详细得多:研究方案,分析计划,大量表格,清单和图形等。文件要大得多,达数百页或数千页,综合展示临床试验的计划、执行和结果的最完整资料……当监管机构进行新药审批时,会审查临床研究报告。"(Doshi, Jefferson and Del Mar, 2012)当 Cochrane 协作组在与流感相关的下呼吸道并发症问题上的立场发生重大变化之后,罗氏承诺"未来将向进行合理合法地开展分析的医生和科学家"(J. Smith, 2009)开放这 10 项试验的"相应的完整研究报告"。实际上,在接下来的许多年里,罗氏都没有兑现这一承诺(Goldacre, 2012:86)。罗氏后来提到一些他们不及时发布所有达菲临床研究相关详细信息的原因,包括出于对患者隐私保护的考虑,质疑一些 Cochrane 协作组研究人员的独立性,以及抱怨把公司的电子邮件抄送给了记者(Goldacre, 2014)。

即使在 Cochrane 协作组平台上的评价发生重大变化之后,罗氏仍牢牢控制着达菲完整临床试验数据的访问权。这并不违法。然而,由于 H1N1 流感大流行,所有人的目光都聚焦到达菲身上,达菲完整临床试验数据访问权问题,迅速演变成了一个热门的政治问题,各方力量围绕罗氏声称的有效性、安全性,以及对抵御流感大流行的效用展开了新的论战。这个问题甚至开始引起一些专业社团、公共卫生组织、医学期刊、媒体和调查记者的高度关注。

达菲在数据可及性运动中被树为典型

达菲引发公众关注的同时,也瞬间吸引了临床试验数据更透明化运动倡议者的注意力。他们以 Cochrane 协作组在达菲上的挫败经历为例,极其生动地列举了目前临床试验数据可及性方面的所有问题。目前流程下,研究人员不能独立地查看所有临床试验数据。原因很简单,因为他们无法获得这些数据。监管机构可以看到这些数据,但是在过去,他们不会与第三方机构共享。那些想要查看数据的人只能依靠公开发表的科学文献,除此之外,别无选择。

仅依靠已发布的数据到底存在什么问题?目前来看至少有两个重大问题。首先,研究人员无法知道总共开展了多少次临床试验,也就无法知道他们手上的数据占实际数据的比例。其次,制药公司可以选择性地发表结果。带有阴性或不确定性结果的研究可能永远不会被发表，原因可能是，这类结果的发表不会给公司带来商业利益，也可能是与阴性结果相比，许多期刊对发表阳性结果更感兴趣。这两个问题均会造成发表偏倚，即发表出来的都是对公司最有利的研究，可能导致发表的文献展示出来的药物总体有效性和安全性有失偏颇。

发表偏倚当然不是新问题，但运动倡议者察觉到了一个千载难逢的机会，他们可以利用达菲事件发起更大范围的运动。本·戈德克在接受本书的采访时说，"把达菲树立为典型是因为达菲耗资巨大。这意味着可以在电视上说，达菲就是一个案例。这可不是一件小事，因为达菲耗费了很多钱，这是有严格记录的"（Goldacre，2015）。实际上，在这个问题上，运动倡议者可以用"不可思议""滑稽可笑"等字眼来公开描述达菲的状况。正如BMJ（《英国医学杂志》）主编菲奥娜·戈德利（Fiona Godlee）在纪录片中所说的那样："在当时的情况下，几乎所有数据都掌握在药物制造商手中。数据是由公司员工生成的，数据是由公司员工评估的，论文也是由员工撰写的，或者公司花钱雇学者撰写的。因此，我们没有药物的独立评价结果。而且，因为无法获得数据，我们不得不说，我们无法判断该药的有效性。"（Tinariet 等，2011：5）在戈德利的领导下，在国际社会争取临床试验数据可及性的斗争中，在往后的很多年中，BMJ 站在了国际前沿。

但是，对罗氏坚决拒绝公开所有达菲数据的做法，运动倡议者有化解的招法吗？他们怎么能与像罗氏这样强大而资源丰富的制药公司抗衡？首先，他们努力调动公众舆论，对公司施加更大的压力。

BMJ 与调查记者合作，披露与制药行业有染的主要的流感科学家参与 WHO 神经氨酸酶抑制剂指南的制定（Cohen and Carter，2010）。他们联合调查发现：参与 WHO 流感大流行计划制定的主要科学家也受雇于制药公司，因而这些公司铁定能从正在编写的指南中获利。世卫组织从未公开披露过这些利益冲突，当有关方面就甲型 H1N1 流感大流行处理方案向 WHO 展开询问时，WHO 称之为"阴谋论"，予以驳回（Cohen and Carter，2010）。BMJ 上刊登的一篇文章曝光了许多令人震惊的类似联系，对指南和决策的公正提出了质疑，强调对临床试验数据应进行更独立的审查。

这件事的波及面非常广。许多国际报刊、通讯社以及广播电视台对此进行了报道。关于 WHO 潜在利益冲突的报道被世界各地的媒体机构播报 1 000 多次（BIJ，2010a）。尽管来自公众的压力巨大，罗氏仍无动于衷，依然拒绝发布 Cochrane 协作组希望获取的所有详细数据。因此，Cochrane 协作组接下来提出了第二种策略。

瞄向监管者

在罗氏不自愿公开发布所有数据的情况下，也许可以说服其他可以获取数据的人共享数据。至少监管机构在审议达菲监管批准的过程中，能够看到一些数据。也许这些监管机构可以被说服，甚至迫于压力，公开发布数据。Cochrane 协作组北欧中心的工作人员早些时候采用过这样的策略，当时是为了获取未发表的抗肥胖药物的试验数据，与眼下的达菲情形非常相似：研究人员于 2007 年 6 月写信给 EMA，要求他们提供数据，EMA 当时做出回应，表示不会发布数据,出发点是保护知识产权和制药公司的商业利益(Goldacre,2012:71)。由此可见,把目标转向监管者的这种策略一开始就好像走进了另一条死胡同。

但是,在放弃之前,Cochrane 协作组至少可以尝试再换一个角度。如果不能说服监管机构自愿交出减肥药数据,也许有人有权迫使监管机构拿出数据。因此,他们接下来联系了鲜为人知的欧洲监察员办公室(Office of the European Ombudsman,简称 EO)。该组织负责独立公正地调查欧盟机构的行政失当。它有时根据自身工作需要主动地开展调查,有时是接到正式投诉后展开调查。文件公开和公众可及性是其主要工作领域之一,每年约占其调查工作的三分之一(European Ombudsman,2011)。

Cochrane 协作组北欧中心的研究人员决定就 EMA 拒绝提供减肥药信息向 EO 监察员提出两项质疑:首先,该机构拒绝提供减肥药信息的理由不充分;其次,关于商业利益的说法站不住脚,因为 Cochrane 协作组所要的数据仅与药物的安全性和有效性有关(Goldacre,2012:73)。四个月过去了,EMA 没有做出任何回应,一直拖到第二年。僵持了两年后,EMA 又抛出了另一套说辞,推说公开信息可能会泄露患者的隐私(Goldacre,2012:73-74)。

然而,在仔细核实了相关信息之后,EO 监察员认为 EMA 确实理由不充分,并且存在行政失当(Goldacre,2012:74;Gøtzsche and Jorgensen,2011)。监察员要求 EMA 要么发布数据,要么为拒绝发布数据提供更好的理由(European Ombudsman,2010;Goldacre,2012:74)。最终,EMA 同意开放数据访问权限(European Ombudsman,2010)。监察员的完整报告于 2010 年 11 月底发布，距最初投诉已整整过去三年（Goldacre，2012：78）。接下来，研究人员终于在 2011 年 2 月从 EMA 收到了他们要求的有关减肥药的数据（Gotzsche and Jorgensen，2011）。而整个事件的另一个关键结果是它引发了 EMA 数据发布政策的根本变化（Jefferson，Jones，Doshi and Del Mar 等，2014：496）。

也许感觉到与临床试验数据可及性相关的政治风向开始变化，同时面对 Cochrane 协作组评价的重大变化，罗氏最终在 2009 年 12 月 31 日，仅在 2009 年 Cochrane 协作组更新发布几周后，向 Cochrane 协作组发送了 3 195 页的达菲治疗临床试验研究报告（Doshi，Jones and Jefferson，2012；Jefferson，Jones，Doshi and Del Mar 等，2014：494）。乍一听似乎有大量信息。然而，经过更仔细的检查发现，虽然目录表显示每个临床研究报告应该包含 4 至 5 个模块，但实际上文件中只有每个报告的第一个模块（Doshi，Jones and Jefferson，2012）。当 Cochrane 协作组研究人员再次写信给罗氏索要完整的研究报告时，罗氏回答说，它认为 Cochrane 协作组已经拥有了完成工作所需的**所有**信息（Jefferson，Jones，Doshi and Del Mar 等，2014：494）。

于是，Cochrane 协作组随后将目标转向监管机构，向 EMA 提出信息自由的要求，希望获取有关这些研究的更多信息，这正好是在 EMA 刚出台新的数据发布政策的时候（Jefferson，Jones，Doshi and Del Mar 等，2014：496）。EMA 随后向 Cochrane 协作组发送了余下的 25 453 页涵盖模块 2 的材料，但仍然缺少模块 3~5（Doshi，Jones and Jefferson，2012）。然而，后三个模块对 Cochrane 研究人员尤其重要，因为它们详细介绍了试验方案和修正方案。因此，

Cochrane 协作组研究人员坚定不移地寻找途径以获得达菲整个临床研究报告，以便正确地进行独立评价。与此同时，他们将使用从 EMA 获得的补充数据（以及其他一些数据），于 2012 年 1 月发布进一步更新的关于达菲的系统评价（Jefferson, Jones, Doshi and Spencer 等，2014）。

那么，Cochrane 协作组能够获得其余模块的信息吗？很遗憾，EMA 向 Cochrane 协作组明确表明，它没有其他模块（Doshi, Jones and Jefferson, 2012）。因此，托马斯·杰斐逊效仿 Cochrane 协作组北欧中心先前针对减肥药的策略，于 2012 年 10 月 15 日，特别针对奥司他韦向 EO 提出了正式投诉，指控 EMA 2002 年关于达菲的授权决定是基于不完整的信息（Jefferson, 2012），恳请监察员要求"EMA 纠正错误，对从罗氏收集缺失的数据进行重新分析，或者向科学界公开这些数据"（Jefferson, 2012）。此后，Cochrane 协作组在 2011 年 1 月也向 FDA 单独提交了信息自由要求，他们认为 FDA 也拥有相关数据（Doshi, Jones and Jefferson, 2012）。事实证明，获取达菲所有临床试验数据的访问权是一个缓慢而艰巨的过程，罗氏和监管机构最初似乎都特别不愿意公开所有临床试验数据（参见 Goldacre, 2012）。

舆论压力进一步升级，BMJ 决定在其关注度高的专业网站（http://www.bmj.com/Tamiflu）上公布 Cochrane 协作组的大量来往信件，内容与达菲完整数据的获取有关。这些来往信件也为 BMJ 倡导数据访问权运动奠定了基础，并推动了著名的 AllTrials 运动（Jefferson, Jones, Doshi and Del Mar 等，2014：497）。在巨大的公众压力下，在 2013 年 4 月，事情终于有了重大突破——罗氏向

Cochrane 协作组发送了电子邮件，承诺 Cochrane 协作组可以在接下来的几个月获得罗氏资助的所有 74 项有关达菲试验的临床研究报告，超过 10 万页（Jefferson，Jones，Doshi and Del Mar 等，2014：497；PMLive，2013）。

罗氏表示，现在将以交错的方式发布这些数据，在该过程中，将首先评估文件中的患者隐私和公司商业利益问题（Cohen，2013）。公司表示："由于年代久远，要求提供的某些文件不完全是电子文本（纸质文件已作扫描），因此，我们必须制定好流程，半手动编辑这些文件。最终，总共有 74 项研究的临床研究报告被共享，文档超过 138 900 页。对海量材料进行整理、分类和编辑是一项艰巨的任务，尤其是在整个过程中需要采取措施对患者的隐私加以保护。"（Rollerhagen and Braxton，2016：6）随着所有数据最终发布，Cochrane 协作组现在可以开始艰难地独立评价达菲所有原始数据，尤其是对大流行的防备和国际储备影响巨大、与下呼吸道并发症有关的数据。

达菲完整临床试验数据获取之路，充满荆棘和坎坷，令多数人望而却步。但 Cochrane 团队不轻言放弃。最终团队的坚持不懈和非常规战术获得了回报。在与罗氏进行了旷日持久的战斗之后，Cochrane 协作组发展壮大起来，成功开拓了新的领域。实际上，达菲报告标志着 Cochrane 系统评价有史以来第一次基于"一个药物家族的所有相关临床研究报告，并结合了监管部门的评论"（Jefferson，Jones，Doshi and Spencer 等，2014）。这是 Cochrane 协作组经过艰难的长期努力取得的重大突破。而在所有这些事件中，达菲始终是人们关注的中心。

更新 Cochrane 系统评价

在有机会分析所有本来获取不了的达菲其他数据之后，Cochrane 团队得出了什么结论？奋战多年，他们是否真的有新发现，或者说找到了与罗氏最初的说法明显不相符的东西？更新后的 Cochrane 系统评价（Jefferson，Jones，Doshi and Spencer 等，2014）长达 500 多页，发现奥司他韦将成年人症状首次缓解的时间缩短了 16.8 小时，从 7 天减少到 6.3 天。与已经发表的其他几项研究的结果基本一致。但是，作者得出的结论是："对于是否减少了与下呼吸道相关并发症（如肺炎）这一问题，由于缺乏诊断标准，奥司他韦或扎那米韦的治疗试验尚未得出答案。"（Jefferson，Jones，Doshi and Del Maret 等，2014）换句话说，该研究没有找到足够有说服力的证据来支持罗氏早期关于达菲能减少并发症的公开说法，而罗氏的这一说法正是政府储备达菲的依据之一。

Cochran 系统评价还提醒读者，抗病毒药有利也有弊，必须权衡——"在决定将奥司他韦用于治疗、预防或进行储备时，应牢记权衡利弊。"（Jefferson，Jones，Doshi and Spencer 等，2014）本·戈德克以自己特有的风格，以更通俗易懂的、形象化的语言诠释"权衡"："由于百分比值很难随机外推，我们可以利用 Cochrane 系统评价中的数字让数据变得更具体，更容易理解。例如，如果有一百万人在大流行中服用达菲，会有 45 000 人出现呕吐，31 000 人头痛，11 000 人产生精神疾病方面的副作用。但是，请记住，这些数字是基于我们仅向一百万人提供达菲得出的结果。如果疫情暴发，而我们已经为 80% 的人口储备了足够的药品，到时候出现呕吐的会相当多。"（Goldacre，2014）简而言之，达菲名誉扫地，更新后的系统评价对罗氏而言也不是一个好结果，对于民众信任的重建无济于事。不出所料，罗氏迅速质疑了 2014 年 Cochrane 的研究结果，并在一份声明中指出"我们不同意整体结论"，并警告说，这可能"对公共卫生产生潜在的严重影响"（Gallagher，2014）。此后，罗氏对 Cochrane 评价进行了广泛而详尽的回应，这些回应发表在 Cochrane 网站上，达 69 页（Clinch 等，2014）。

从广义上讲，罗氏和 Cochrane 之间至少在三个方面存在争议。罗氏主要关切的问题之一是 Cochrane 报告没有囊括达菲所有可及数据，也就是说，Cochrane 最终只选择了他们掌握的 77 项临床试验中的 20 项研究数据，并且排除了从观察性（非随机）研究中获得的真实世界数据（Rollerhagen and Braxton，2016：6）。因此，研究人员与公司之间围绕数据纳入问题一直争论不休。是应该包括所有临床试验还是只包括其中一部分？此外，分析人员是否应该只考虑随机对照试验？还是也应该考虑其他形式的证据，例如来自非随机研究的临床观察证据？

争论的第二个焦点是季节性流感的数据在多大程度上能用于流感大流行的决策。罗氏认为，"Cochrane 系统评价刻意选择了达菲对于季节性流感的有效性和安全性方面的临床数据，排除了与大流行相关的数据。因此，不足以对流感大流行中达菲的使用作出结论"（Rollerhagen and Braxton，2016：6）。换句话说，目前设计的临床试验旨在获得季节性流感的药物监管批准，而并非真正回答有关其公共卫生用途的更广泛问题（ECDC，2016：18）。不管 Cochrane 系统评价的结果如何，由于流感具有多变的本性，将基于季节性流感数据的相关发现应用于未来的流感大流行,存在局限性。

争论的第三个方面是这些研究设计的检验效能是否足够大,能否解答与下呼吸道相关的并发症问题。三名流感专家认为:"最新的 2014 年 Cochrane 系统评价中纳入的试验设计不当或者效能不足,无法评估神经氨酸酶抑制剂对危及生命的并发症的作用。由于 RCT 检验效能不足,没有得出并发症减少的可靠证据,但这并不意味着对并发症没有效果。"(Nguyen-Van-Tam 等,2014)因为 2014 年的 Cochrane 系统评价成为媒体头条,伦敦帝国理工学院(Imperial College)呼吸道感染中心主任彼得·奥普肖(Peter Openshaw)甚至担心,"由于过度的负面宣传,我们可能会失去本来就为数不多的武器中的一件"(引自 Butler,2014)。

一方面,要求公开达菲数据的政治运动取得了巨大成功。通过调动公众舆论,瞄向监管机构,动用鲜为人知的欧洲监察员办公室,这一系列联合举措似乎最终迫使罗氏公开数据,Cochrane 协作组也达到了预期目的。然而,从另一方面来说,获得这个重大突破无疑也要付出代价。科学界和公共卫生界的一些专家担心,旷日持久的达菲数据之战可能会模糊科学研究与倡议运动之间的界线。因此,英国开放大学应用统计学教授凯文·麦康威(Kevin McConway)认为,Cochrane 系统评价是一项了不起的工作,但"研究人员为了获取试验数据而不得不参与倡议运动,这是这个研究潜在的局限性"(引自 Gallagher,2014)。他认为,"系统评价的作者在这一争议中拥有明确的立场,总的来说,我个人赞同他们的立场,但我认为这样做有时会引发一些认知混乱。有时候我不知道自己究竟是在报告系统评价的结果呢,还是在谈论未公开数据的获取过程"(引自

Gallagher，2014）。

虽然罗氏最终发布了数据，倡议运动最终取得了成功，但仍然有一些人对整个过程中科学研究与倡议运动搅和在一起感到不安。值得注意的是，尽管 Cochrane 系统评价享有很高的声誉，但是他们对达菲的结论并没有被盲目地接受。例如，美国疾病控制和预防中心、美国传染病学会均发表了明确声明，表示他们不会根据最新的 Cochrane 报告改变意见。

说了这么多，达菲这段生命历程还有最后的一次转折。鲜为人知的是，负责达菲 Cochrane 系统评价的作者托马斯·杰斐逊过去曾在瑞士罗氏大药厂（Hoffman-LaRoche）担任过特别顾问。任何读过他著作或者文章的人都可以轻而易举地发现这一点，因为许多科学期刊要求声明利益冲突，杰斐逊公开承认了这层关系。例如，2011 年的一篇文章写到，托马斯·杰斐逊"一直是 Hoffman-LaRoche 的特别顾问"（Cochrane Neuraminidase Inhibitors Review Team，2011：1303）。罗氏也确认了这一雇用关系："托马斯·杰斐逊曾是罗氏的顾问。他曾负责处理与达菲有关的数据。他撰写了数篇摘要，探讨达菲的疗效以及对减少并发症的影响。"（Rollerhagen and Braxton，2016：7）兜兜转转，领导 Cochrane 达菲系统评价的研究人员本人曾是罗氏的顾问，他曾为该公司处理达菲方面的事务！

罗氏的回应：管控 Cochrane 事件的余波

事情发展到这一步，达菲的数据战争似乎已经不受罗氏掌控，公司不得不在很大程度上放弃对达菲完整临床试验数据的控制权。罗氏对 Cochrane 的方法十分担忧，为了追求自身利益，公司有哪些选择？尽管公司无法控制 Cochrane 最终如何处理达菲的数据，罗氏仍可以凭借其雄厚的财力额外开展一些其他研究，以期获得一些有利数据，从而在公共卫生领域保持影响力。罗氏当然不会不战而退。

首先，罗氏与其他顶尖科学家取得了联系，邀请他们重新分析最初凯瑟研究的临床试验数据。罗氏在 2010 年将达菲数据提供给哈佛大学的马克·利普西奇（Marc Lipsitch）。最终，新的分析基本证实了达菲对并发症的作用，尽管作用不如凯瑟研究最初报道的那么显著（Hernán and Lipsitch，2011：277）。然而，如果罗氏指望这项新研究能够解决正在发酵的争议，那就错了。Cochrane 协作组迅速反驳，对哈佛这次研究提出了许多质疑，包括"哈佛所做的研究能否对并发症进行荟萃分析，特别是当试验没有对继发性并发症进行标准化界定时"。Cochrane 协作组还担心，该研究似乎选择性关注某些并发症指标，而忽略其他指标，对结果进行了选择性报道或择优报道。最后，Cochrane 协作组还对数据是否进行了足够的交叉检查表示质疑，并重申确保获得完整临床研究报告的必要性（Jones，2011）。这场争论没有解决并发症的问题，反而使数据访问权和数据控制的斗争进一步加剧。

罗氏接下来资助了一项单独的、规模更大的研究，旨在探讨达菲对并发症的影响。为此，该公司甚至帮助建立了一个全新的名为多方科学顾问组（Multiparty Group for Advice on Science，简称 MUGAS）的联合会，该联合会通过帮助解决妨碍公共卫生指南的科学问题，来增强公共卫生安全（MUGAS，2014b）。其核心宗旨是当信息混杂、含混不清令人困惑的时候，该联合会能为研究人员拨开云雾，让一切变得清晰明了——当困惑威胁到公共卫生政策时，多方科学顾问组将提供方案来解决科学争议（MUGAS，2014a）。达菲在减少并发症方面的作用是该联合会遇到的第一个争议。实际上，在撰写本书时，它仍然是该联合会涉足的唯一一次争议。

以达菲为例，该联合会的研究希望通过观察症状缓解情况、并发症和安全性，来分析奥司他韦在季节性流感治疗中的作用。然而，这不是对原先的凯瑟研究数据进行重新分析，而是一项更大的研究，纳入了**所有发表和**未发表的由罗氏资助的随机安慰剂对照双盲试验数据（Dobsonet 等，2015）。这项新研究将基于患者的个体数据，而不是基于研究结果的汇集，后者通常用于荟萃分析（Kelly and Cowling，2015：1701）。如同之前的哈佛研究一样，MUGAS 研究结果似乎基本证实了当初凯瑟研究的早期发现（Dobsonet 等，2015：1729）。

但也如同之前的哈佛研究一样，MUGAS 研究也无法解决争议，因为整个研究被认为至少有一个大缺陷：MUGAS 的研究由罗氏公司的非限制性基金资助。基金明确规定，除了提供必要的数据字典和数据集，罗氏不会以任何方式参与分析（Dobsonet 等，2015：1732）。罗氏通过安全的网络访问提供患者个人数据，并提供了数据说明，但并不牵涉荟萃分析的设计、实施或报告（Dobsonet 等，2015：1730）。在分析完成之前，不会与罗氏分享结果（Dobsonet 等，2015：1732）。尽管如此，人们对 MUGAS 的做法仍然有不同看法。一些人，包括 Cochrane 协作组的成员，认为研究资金归根结底仍然来自罗氏，这会降低研究结果的可靠性，带来有瑕疵的结果（Couzin-Frankel，2015；Silverman，2015）。支持一方则反驳说，这些问题终归对公共卫生非常重要，而为此类研究争取公共资金是极其困难的。

2009 年 H1N1 流感大流行的出现为罗氏提供了第三次机会。针对这个棘手的问题，这一次罗氏会纳入各种不同类型的数据，提供更多信息。上面讨论的两项研究是针对季节性流感的随机安慰剂对照试验。一般而言，采用随机对照试验进行药物评价，被认为是偏倚最少的。这也是 Cochrane 协作组只使用此类试验进行荟萃分析的原因。然而，公共卫生机构也经常考虑其他"较弱"的数据，例如观察性数据，尤其是在随机对照试验数据不存在的情况下。随着 H1N1 大流行的到来，现在也有可能从 H1N1 大流行期间达菲的使用中获得观察性数据。

乔纳森·阮-范-塔姆（Jonathan Nguyen-Van-Tam）教授过去也曾在罗氏公司工作，现就职于诺丁汉大学。他领导的团队对患者数据进行了荟萃分析，以研究神经氨酸酶抑制剂对 H1N1 感染确诊或疑似住院患者死亡的影响。他的大流行后抗流感药物有效性审查（Post-Pandemic Review of Anti-Influenza Drug Effectiveness，简称 PRIDE）依旧是由罗氏的非限制性教育资金资助。该审查显示，神经氨酸酶抑制剂与死亡风险降低相关，且有统计学意义（Muthuriet 等，2014）。正如阮-范-塔姆当时所说，"我仍然相信神经氨酸酶抑制剂对因严重流感住院的患者有作用。Cochrane 协作组仅接受随机对照试验。如果我们拥有这类数据，那是我们的首选，但是世上并没有此类数据。我们不得不使用观察性数据"（Jack，2014）。

但是，像前两项研究一样，这一研究也没能结束这场争论。这项研究在《柳叶刀·呼吸病学》（Lancet Respiratory Medicine）杂志上发表不到 48 小时，BMJ 就刊登了一篇文章，称该新研究是"基于缺陷的分析"（Nguyen-Van-Tam，2014）。阮-范-塔姆对此表示惊讶，因为开展研究的 PRIDE 团队没有收到 BMJ 的预先警告，也未获得惯常的答复权（Nguyen-Van-Tam，2014）。如此白热化的交流正好体现出多年来，科学界在达菲问题上充满了激烈的争议。的确，另一项探索奥司他韦对 2009 甲型 H1N1 流感患者死亡率的影响的研究也发现，没有足够的证据证明奥司他韦能降低此类患者的死亡风险（Heneghan 等，2016）。

关于达菲降低并发症发病率和死亡率作用的争论，确定孰是孰非不是本书的目的。亲自参与 Cochrane 系统评价的一些人也承认，"在评价药物作用时，尽管许多机构力求做到最小偏倚和客观评估，但确定'真相'非常困难"（Doshi，Jefferson and Del Mar，2012）。然而，对广泛的 MCM 产品领域而言，围绕达菲所进行的漫长的争议和纠纷还是很有意义的，原因涉及多方面。

首先，一旦达菲作为对抗 H1N1 流感大流行的第一道防线步入政治舞台，完整临床试验数据（以及其他数据）就会引起大家强烈的兴趣。当年，正是在达菲有可能应用于大部分人群时，并发症问题突然暴发，成为矛盾、辩论和争议的主要根源。此后，达菲的临床试验数据受到了前所未有的审查。现在，要把所有这些数据的分析留给公司或监管机构，实在太冒险了。更进一步推知，将来紧急情况下要大范围分发给民众的任何 MCM 产品，都可能面临巨大的公众压力，这一公众压力迫使公司公开**所有**研究数据以供进一步检查。

其次，他们认为，面对这样的压力，即使是实力雄厚的制药公司（和监管机构）也会努力维持传统的获取详细临床试验数据的流程。从前面达菲数据之争就得到，罗氏三番五次地被要求将其数据交给 Cochrane 协作组，作为一家大型制药公司，罗氏利用其强大的权力和影响力来掌控一切。主要的做法是利用其雄厚的资金资助大量额外的达菲研究。罗氏的财力与 Cochrane 协作组有天壤之别。Cochrane 协作组更为松散，与罗氏相比，研究经费和预算非常有限。杰斐逊表示，开展 Cochrane 系统评价的成员大多"通过 Skype 或通过电子邮件进行沟通，因为我们没有钱！我们得到了英国政府的资助来进行系统评价，但这些资金实在微不足道"（Tinariet 等，2011：8）。在达菲数据之争中，交战双方实力悬殊太明显了。

然而，面对越来越大的公众压力，罗氏最终发布了这些信息。此后，EMA 也出台了一项全新政策，即开放欧盟所有已经批准上市的人用新药的临床试验数据获取权限。现在，它已成为世界上第一个承诺未来将向研究者开放制药公司申请上市批准时提交的全部临床研究报告的监管机构（EMA，2016）。所有这些都表明，公司和监管机构最终将努力维护这一领域获取试验数据的传统流程，尤其是在用于紧急情况的备受关注的 MCM 产品的相关研究时。

罗氏资助的各种各样的其他研究所引发的各种回应和争议也表明，罗氏的三种策略均未能成功地彻底解决达菲争议。尽管罗氏拥有潜在的权力并进行了多项新研究，但如 Cochrane 协作组之类的组织仍然可以对公开辩论产生重大影响，而且通过媒体、网络，公众运动等方式有效地发声。总体而言，这使得对此类问题发表评论的人越来越多，看待一些关键问题的视角也变得多样化。

结果，关于哪些数据应纳入达菲在大流行防备中的潜在作用的分析众说纷纭。对于到底应该如何进行这样的分析，以及谁应该为之付费，利益相关者们也存在不同的看法（Boseley，2015）。最终应该用哪类数据？如何对不同类别的证据给予权重？大流行防备应当从季节性流感数据中汲取什么经验教训？不同组织的答案各有侧重（Hurt and Kelly，2016）。由于进行此类试验存在一定的困难，在未来的 5 至 10 年内似乎也不会出现更有意义的临床试验证据来验证（Hurt and Kelly，2016）。所有这些使得要为最终购买和使用达菲之类 MCM 产品的公众提供明确的答案更具挑战性。

最终，Cochrane 研究人员与罗氏之间为获得达菲的完整临床试验数据而进行的漫长斗争，也指向了围绕 MCM 产品可能出现的第十个挑战：数据的访问权。在实际紧急情况下，MCM 产品关键的争议焦点会集中在详细的临床试验数据上，例如，它真的有效吗？它真的安全吗？在紧急情况下，要短时间内将大量 MCM 产品分发给人们在现实场景中使用，将所有数据完全公开发布，压力可能会非常大。

因此，就达菲而言，正是由于它可能在人群中广泛推广，确保数据的可及性尤为重要。Cochrane 协作组表示："所有批准药物的证据基础都必须是完备的，而公共卫生药物的证据基础必须是最高质量的、公开可及的、向独立审查开放的。"（Jefferson 等，2010：79）医疗和公共卫生组织渴望在紧急情况下获取所有数据，以便开展独立评价，而患者也希望在服用药物之前寻求安全性和有效性方面的独立保证。

对 MCM 产品的临床试验数据进行独立审查的呼声会更高,这有广泛的政治原因。例如采购和储备中涉及的大量公共支出。政府不想被选民看到其将有限的公共资源浪费在无法证明有效性的治疗方法上,也不想被认为除了不必要地增加制药业利润外一无是处。这种经济方面的考虑,也促使政府委托 Cochrane 协作组更新对达菲的系统评价。本·戈德克解释说:"Cochrane 系统评价更新是由英国和澳大利亚政府致函 Cochrane 启动的——我们正在考虑花费大量资金来储备达菲,请您更新您的系统评价。可见,Cochrane 的系统评价是各国政府积极要求的,因为它们正在储备达菲。"(Goldacre,2015)因此,出于公共卫生和政治考虑,MCM 产品所有数据的可及性需求越来越强烈。

更广泛地讲,近来达菲的相关经历还表明,在未来紧急情况下,通过传统流程来获取临床试验数据(主要由制药公司控制,只有监管机构有权获取),对于 MCM 产品而言在政治上不可行,风险太大。出于潜在的安全问题和费用方面的考虑,其他组织也希望获取所有数据。然而,从历史上看,对此类数据的把控对于制药公司来说也非常重要,他们一直在努力保持这种控制。归根结底,这些制药公司不仅生产"裸"分子,而且还生产安德鲁·巴里(Andrew Barry)所说的"信息物质",也就是说,这些分子嵌在"信息"丰富和充满数据的环境中(Barry,2005)。公司将药物商业开发过程中产生的数据视为药物不可或缺的一部分。在紧急情况下,可能会施加更大的政治压力来推动所有数据的公开发布,这会使事情进一步复杂化,尤其站在考虑开发新 MCM 产品的制药公司的角度。因此，确定哪些组织可以获取完整的临床试验数据以及如何获取，是围绕 MCM 产品提出的第十个挑战。这为最后一组部署挑战画上了句号。这组挑战会随着紧急情况发生，在新 MCM 产品被实际分发给民众的时候出现。

4. "勇往直前……"
——制药公司与全球健康安全

在撰写本书时,达菲的专利已经快到期了,这种著名的抗病毒药物的光芒也将逐渐逝去。那么,达菲曲折的历史为21世纪开展新的药物防御带来了哪些启示呢?其中,有3个启示最为重要。首先,达菲的经验告诉我们,在现实中,用药物的手段保障人群安全,过程非常复杂。追溯达菲生命周期中诸多意想不到的波折,我们会发现在MCM产品的每个阶段,都存在一系列复杂的政策紧张局势和利益相关者之间的竞争。因此,用药物手段保障人群安全需要的不仅仅是设计出几种新的药品,还需要各国政府建立更广泛的机制,以确保在未来的紧急状态下能够有效地使用这些产品。

其次,达菲的故事告诉我们,在药品生产的商业流程中引入安全逻辑会产生很多额外的压力。在部署MCM产品的特殊安全背景下,几乎在MCM产品生命周期的每一个阶段都会产生新的问题——从最初的开发到政府的采购,一直到最后在紧急情况下使用。因此,新MCM产品的开发所面临的关键挑战不同于常规药品。即便一切顺利,开发安全和有效的新药都很复杂,开发应对一系列不可预测的生物威胁的MCM产品就更为复杂了。

最后,达菲的故事还告诉我们,没有什么魔力会突然刺激制药公司开发新的药物来抵御未知的风险。在这个过程中,有太多的步骤、成本、风险和不确定性。各国政府只有通过制定更广泛的政策，应对 MCM 产品生命周期中同时出现的财政、法律、监管、技术、生产和分发等方面的挑战，才能改变局面。这就是为什么一些政府已经迈出了看似相当激进的一步——制定专门的新的药物管理制度，目的就是方便新 MCM 产品的研发。

本章回顾了关于 MCM 产品的各种教训，这些教训是政府和公司从过去 10 年达菲的经历中总结的。然后，本章介绍了美国为应对这些挑战而逐渐成型的新医疗对策事务机构分布状况。最后，本章提出了一个更大的问题：美国医疗对策事务机构是否可以在 21 世纪带动更多的国家加强全球健康安全。换句话说，是否能启发各国政府在未来发生致命疫情时，迅速向全世界提供挽救生命的 MCM 产品？

政府库存：储备，还是不储备？

随着达菲问题的尘埃落定，主要利益相关者从过去 10 年的抗病毒药物经验中汲取了哪些教训呢？例如，许多政府都大量储备了从罗氏购买的昂贵的达菲，作为大流行防备计划的一部分。它们现在面临的主要问题是这些存货最终会过期。当各国政府开始储备达菲时，谁也不知道这种抗病毒药物能保存多长时间。而药品的保质期都设计得不长。达菲胶囊的保质期最初设定为五年。由于各国政府在 2004 年开始储备，因此早在 2009 年就必须决定是否补充储备（Reddy，2010：ii38）。然而，因为随后获得了达菲长期稳定性的数据，美国和欧洲将达菲的保质期从 5 年延长到了 7 年（Reddy，

2010：ii38）。这为各国政府解决这一问题争取了宝贵的时间。但是，政府迟早必须做出艰难的决策。

在经历了这几年有关达菲的争议之后，各国政府是否仍有可能补充储备？我们看到，政府储备达菲的最初理由已引发广泛的争议，特别是在并发症方面。自从最初做出储备的决定以来，对于达菲是否潜藏着危害更大的罕见副作用，人们产生了新的担忧。总的来说，随着时间的推移，关于储备达菲是否明智的争论变得越来越激烈。2014 年 Cochrane 系统评价的合作者之一卡尔·黑内根（Carl Heneghan）在对所有临床试验数据进行荟萃分析之后甚至认为，"用药物预防大流行是不可靠的"，这些储备就像是"把钱扔进了下水道"（引自 Butler，2014）。所有这一切都意味着，政府今后在储备药物方面的决策将变得更加困难。

不过，各国政府在最终做储备决定时，可能还会考虑一系列其他因素。他们认为在大流行的情况下，即使药物的作用微乎其微，但在群体层面仍大有裨益。乔纳森·阮-范-塔姆关于神经氨酸酶抑制剂的观点认为，"即使对个体的影响很小，如果将其应用于整个人群，也会产生很大的影响"（Van-Tam，2010：ii3）。在大流行背景下，不管并发症、住院情况和死亡率等结果如何，症状持续时间即使只减少些许也很有意义。如果达菲在大流行期间能缩短症状持续的时间（这一点没有人能确切预知），政府可能会认为这将在人群层面对抗疫产生令人满意的效果，并更倾向于进行储备。当然，政府官员们仍然需要权衡潜在的利弊。

除此之外，在还不能广泛获得病毒特异性疫苗的大流行**早期**阶段，抗病毒药物仍然是各国政府所能提供的为数不多的措施之一。

流感科学家温迪·巴克利（Wendy Barclay）认为，"他们应该补充储备。如果大流行来袭，你还能做什么？在大流行初期的六个月里，我们没有疫苗……如果它在季节性流感中稍微起一点作用，那么在大流行的情况下，它就有可能发挥更好的作用，从而让更多的人能返工返校"（引自 Gallagher，2014）。即使在现在，如果出现流感大流行，在特定毒株的流感疫苗最终问世之前，达菲仍然是政府可以利用的少数几种药物干预措施之一。这一点也得到了英国首席医疗官达姆·萨莉·戴维斯（Dame Sally Davis）的赞同。她在议会上解释说，"我们必须在最初的 6 到 12 个月保护我们的民众。我们知道，唯一已知的保护措施就是抗病毒药物。如果我们对大流行坐视不理，人们就会恐慌并且抢购药物"（PAC，2013）。现在的情况依然跟当初建立储备时一样。

在新的大流行开始时，各国政府很可能迫于政治压力，总得"做点什么"（Jack，2009）。因此，一些人将抗病毒药物储备描述为一种权宜之计，类似于大规模安慰剂，帮助遏制大流行期间的社会焦虑和恐慌。有句名言说，大流行的到来像双胞胎，既是"生物学"或"流行病学"意义上的大流行，同时也是伴随着恐惧和恐慌的社会大流行，后者同样具有破坏性（Strong，1990）。即使药物在未来的流感大流行中临床治疗效果并不佳，政府也需要这些药物来缓解大流行所引发的社会恐惧和焦虑。在担任 BMJ 主编期间，菲奥娜·戈德利就达菲储备问题向英国议会委员会发表了类似的言论："我认为这是政治上的权宜之计。假设英国暴发了一场有可能会变得很严重的流感，面对流感大流行，政府总需要做点什么。但他们没有其他的方法来应对流感大流行。长话短说，我认为达菲就像取悦民众的面包和马戏，这是一种误导，是错误的。而且，我们很了解扑热息痛，这是一个不错的替代品，而达菲除了昂贵之外还有其他副作用。"（PAC，2013）她也承认，对于政客（和医务官员）来说，面临严重疫情时，很难做出决定（PAC，2013）。

最后，各国政府可能还会考虑**不进行**储备的政治风险。如果暴发致命的流感大流行，而政府被曝出**否决**了储备，意味着民众无法获得可能救命的药物，那将会发生什么？一些流感专家认为，"应对大流行，领导者必须将所有因素考虑在内，权衡不作为带来的风险。如果未来暴发难以预测但很严重的流感，而政府却无法提供可能救命的药物，民众或许会强烈抗议"（Van-Tam 等，2014）。在发生大流行的情况下，**不进行**储备的决定可能会对相关官员的职业生涯产生影响，并且极不利于政府的选举。毕竟，在大流行期间，人们首先会指望政府来保护他们。

也许这也可以解释为什么专家对于如此多的政府最终决定储备达菲毫不意外。在一次采访中被问及这些储备时，一位专家甚至立即反问道："谁敢不储备一种对流感有效的药物呢？不做储备需要极大的勇气。"（Kurki，2015）在一些国家，政府的最高职责就是保护每个公民，因此很难从政治的角度来评判储备达菲这一决定。面对选择，许多政治家和公共卫生规划人员宁愿谨慎一点。正如瑞士联邦卫生局的帕特里克·马蒂斯（Patrick Mathys）坦言，"也许以后有人会说我们做得过于谨慎了，但我可以坦然接受这种指责。"（引自 Vetterli，2009；作者译）

因此，是否储备达菲给政府官员制造了极大的政治困境。如果他们补充了储备，但没有出现大流行，他们就会被指责浪费稀缺的公共资源；如果他们不储备，当大流行出现，而抗病毒药物被证明有效时，他们又可能会被指控疏忽失职。安格斯·尼克尔和马克·斯普伦格（Marc Sprenger）根据他们在欧洲进行大流行防备的经验解释了这种尴尬处境："大流行发生时，有很多事情不可预测，但可以肯定的是，政策制定者会受到批评。如果是一场严重的大流行，他们会被批评工作不到位。如果情况不是那么糟糕（例如，欧洲疾病预防与控制中心和其他机构认为，2009年的流感大流行在欧洲没有预期的那么严重），他们就会被批评过度准备、浪费和大肆宣扬。"（Nicoll and Sprenger，2011：191）到底要不要储备？科学的不确定性影响着抉择，最后还必须考虑政治因素。这也是英国一项备受瞩目的国会调查得出的结论："将抗病毒药物储备确定到目前的储量水平完全是出于主观经验判断，而非基于流感大流行期间有效性数据。"（PAC，2013）

这些年间围绕达菲的公众争论，无疑使得政府比早期更难作出储备决定。在此期间，民众还经历了至少两次大规模流感大流行恐慌。第一次威胁是2003—2006年的H5N1（或禽流感），这次疫情没有演变成大流行。第二次威胁是2009—2010年的H1N1，世界卫生组织将其认定为大流行，但没有出现许多人所害怕的"世界末日"的情景。然而，政府仍然要求公众服用抗病毒药物，耗费巨额公共资金创建和维持大量的达菲储备，制药公司从中获得了可观的利润。总体而言，这些事件可能已经降低了公众对此类储备的信任度，就连业界也承认这是个问题。欧洲制药工业协会联合会（European Federation of Pharmaceutical Industries and Associations，简称EFPI）的理查德·伯格斯特罗姆（Richard Bergstrom）认为：

公众感到奇怪的是居然花费数千万或数亿欧元建立应急储备，并且还是从私营公司购买产品。为什么公众会奇怪，我们也需要反思。这一次的储备在许多国家引起了强烈抗议，但我们其实一直在为其他事情储备物资。我们有自然灾害的紧急物资储备……在冷战期间，我们曾经储备了所有东西——衣服、食品、石油，几乎所有东西。当然，这些东西都来自私营公司。因此，我们对私营公司在开发和提供安全物资方面的作用有一些误解。就我个人来说，当我回顾这一切的时候，我认为从技术层面上讲是成功的，但从公众的角度来看，则不是。让我们认真总结经验教训，进一步应对抗生素威胁和其他病毒威胁，甚至生物恐怖主义威胁。我们需要用一种更好的方式向公众解释这一切。（Bergstrom，2013）

换句话说，对于政府是否应该继续储备抗病毒药物，公众仍是一头雾水。随着时间的推移，政府有关储备的决定只会变得更加复杂。

罗氏和达菲的教训

那罗氏呢？罗氏从达菲曲折的经历中汲取了什么经验或教训呢？基于健康安全的考虑，罗氏戏剧化地成功扭转了达菲的商业命运。事实上，随着抗病毒药物成为抵御流感大流行的 MCM 产品，达菲重获新生，利润极高，给罗氏公司带来了相当可观的收入。然而，值得注意的是，这并不意味着罗氏未来就会坚持开发其他新的 MCM 产品。罗氏相信制药公司在这一领域扮演着重要的角色，但同时也明确表示，只有与罗氏的商业战略相一致时，他们才会开发新的 MCM 产品。罗氏的两位发言人指出，公司会优先研究那些生物学机制明确，并且他们有能力通过小分子或大分子对其进行靶向干预的疾病（Rollerhagen and Braxton，2016：9）。

也就是说，如果一种新的 MCM 产品确实符合以上条件，并与罗氏的商业战略吻合，公司可能会开发。达菲就是如此。

在可预见的未来，罗氏也不太可能优先考虑 MCM 产品。开发 MCM 产品的过程商业风险太大，不确定性太高。罗氏进一步解释道："制药业的商业模式已经包含了相当大的投资风险。开发治疗已知疾病的药物本已存在风险，而开发 MCM 产品以减轻可能发生也可能不发生的大流行或袭击，则会进一步增加投资风险。虽然这样的开发至关重要，但该领域的融资模式使得这种研发投资非常具有挑战性。"（Rollerhagen and Braxton，2016：9）从整个公司的角度来看，达菲很可能只是罗氏的一个商业特例，并非常态。简而言之，即使从达菲身上赚得盆满钵满，罗氏对 MCM 产品领域仍然不是特别感兴趣。

总体而言，罗氏对达菲的研发及上市等经历表明，各国政府在试图与大型制药公司合作开发新 MCM 产品方面，将继续面临艰难的挑战。缺乏大型制药公司的参与仍然是目前新 MCM 产品开发所面对的状况，也是推动新 MCM 产品发展的主要障碍。毕竟，那些大型制药公司在药物技术和生产能力方面拥有巨大的甚至无可匹敌的专业优势。它们还拥有雄厚的资金以及数十年研发新药的经验。因此，大型制药公司更深度的参与，将会大大改善新 MCM 产品的开发前景。

然而，除了少数个例外，药业巨头将会继续回避 MCM 产品领域。即使有了利润丰厚的达菲作为先例，这种状况也没有多大起色。这暴露了政府很难影响大型商业制药公司优先发展战略的制定。事实上，现在还不确定是否有哪个政府有能力说服像罗氏这样的大型制药公司去开发他们由于各种原因不愿意开发的 MCM 产品。

各国政府确实也没有什么捷径来绕过这一挑战，尤其是在不引发新紧张局势的情况下。当然，一种方案是政府人为地建立 MCM 产品市场。他们可以使用大量的公共资金，预先承诺会以确定的价格购买一定数量的 MCM 产品。这种做法肯定有助于减少不确定性，并提高公司开发新 MCM 产品的商业回报。这大致就是乔治·布什（George W. Bush）政府的"生物盾牌"计划所采取的方法。美国的"生物盾牌"计划已经投资数十亿美元用于开发新的 MCM 产品，此事早被口诛笔伐。然而，据业内估计，一种新药或疫苗的平均商业开发成本在 8 亿至 15 亿美元之间（Cole，2013：24）。"生物盾牌"计划在未来 10 年内，提供 56 亿美元的特别储备金，用于采购 MCM 产品。考虑到众多可能潜在的健康安全威胁，这一经费似乎不算多。

更重要的是，这样的资助金额已经引起了巨大的政治争议——让人觉得制药公司试图利用纳税人对健康安全的担忧牟取暴利。而经历金融危机后，许多政府正试图控制公共开支，这让该战略显得愈发不现实。因此，利用公共资金人为地构建一个 MCM 产品市场在政治上和经济上都存在切实的限制。

如果不能利用公共资金人为地开辟这样一个市场，希望鼓励开发新 MCM 产品的各国政府还剩下两种选择。第一种选择：有的健康威胁已存在平行的商业市场，如流感，政府可以尝试优先开发针对此类威胁的 MCM 产品。对于这种存在已有商业市场和 MCM 产品市场双重市场的疾病，新药可以同时具有"正常治疗"和预防健康安全威胁的作用。神经氨酸酶抑制剂的研发经验表明，对于这种具有双重市场的疾病，甚至不需要对公司进行积极鼓励，政府就可以获得新 MCM 产品，因为商业市场本身会推动制药公司去研发。然而，这一战略的明显缺点是，只有非常有限的几种健康安全威胁拥有这样的平行商业市场，大多数没有，因此许多其他健康安全威胁得不到解决。

第二种选择：政府鼓励制药公司开发更广谱的 MCM 产品，即对一系列不同疾病、病症和威胁都有作用的新药。我们已经看到，神经氨酸酶抑制剂之所以获得青睐，是因为它们在一系列不同的流感病毒中均表现出活性，从而扩大了潜在的市场规模。以此类推，如果新开发的 MCM 产品可治疗多种不同疾病，将更具有商业吸引力，其市场规模更大，市场可预测性更强，这相当于另辟蹊径扩大市场。例如，当潜在的生物威胁产生的症状或生物反应与已有商业药物的适应证类似时，这种策略可能会奏效（Wizemann 等，2010：133-134）。

然而，这种方法也有明显的问题，尤其是开发这种药在科学上是否真的可行。即使这一策略在科学上可行，也仍然需要一些补充策略来应对大量的其他不可预料的威胁。

对于那些希望为本国民众获得新药物防御的政府来说，没有一个选择是容易的。即使有了达菲的经验，开发新的 MCM 产品对政府来说仍将是一项艰巨的任务。

自 H1N1 大流行以来，新的国际疫情警报已密集拉响。2012 年出现了一种可致人类死亡的新型冠状病毒，被命名为中东呼吸综合征（MERS）。沙特阿拉伯最早报道了这一疾病，每 10 个感染的人中就有 3 至 4 人死亡。接着，欧盟、中东和亚洲也有病例报告。2013 年，一种新的 H7N9 禽流感，再次引起了国际社会的高度警惕。另外，全世界也经历了迄今为止最大的埃博拉疫情，引起了国际社会高度关注，并促使联合国安理会再次召开会议。2015 年，各国政府再次措手不及，这一次是由于寨卡病毒在南美等地意外传播。在这些疫情暴发的高峰期，由于许多研发和使用上的基本问题尚未解决，各国政府都没有官方批准的 MCM 产品可用。因此，即使达菲的故事已经翻页，各国政府还需要认真思考，未来在抗击生物威胁保护民众方面，如何才能做得更好。

展望下一个目标：建立医疗对策事务机构

各国政府将来是否真的能做到在发生致命疫情时迅速生产新 MCM 产品？重温整个达菲故事，一个重要收获是，它揭示了首先需要克服的主要挑战。达菲故事总共确认了 10 种挑战，可以归纳为 3 类：研发挑战、可及性挑战和部署挑战。如果各国政府希望在未来疫情暴发期间迅速向公众提供新的 MCM 产品，首先就要应对所有这些挑战。现在简单地复述一下这 10 个关键的挑战。

首先是新 MCM 产品本身所具有的技术挑战。这些早期的挑战与**科学**相关，正如我们所看到的，开发新 MCM 产品对科研技术的要求非常高。完成这个过程需要相当长的时间，能成功通常靠合理的药物设计，也靠运气。这些早期的挑战也与**经济**相关，因为开发新的 MCM 产品风险很高，且非常昂贵，而且大多数这类产品还没有商业市场。除非能找到分担商业风险的方法，否则对从事商业运营的公司来说，筹措开发资金会很困难。最后，这些早期的挑战还包括如何规划药物产品的**后期开发**过程，如临床试验、生产等等。由于大型制药公司不太可能优先考虑 MCM 产品，许多有前途的候选药物将被忽视，并且永远不会被开发成成熟的 MCM 产品。

如果能克服这些早期的障碍，并成功地开发出新的 MCM 产品，那么第二组挑战就来了，即政府如何将这些产品转变为有效的 MCM 产品能力。各国政府着手购买这些产品建立储备之前，新 MCM 产品正式获批的过程中还会出现**监管**挑战。此外，各国政府在衡量其对此类产品的需求量方面还面临着进一步的挑战，因为这种**需求**可能会随着实际情况的变动而剧烈波动，而等到紧急情况发生再开始采购则可能为时已晚。即使政府通过预先存储 MCM 产品来解决此问题，他们仍需考虑复杂的**后勤**挑战，比如，当正常的分销渠道被严重破坏时，如何在正确的时间迅速向需要的人提供适当数量的 MCM 产品。

如果出现紧急情况，并且必须向广大民众派发新的 MCM 产品，那么第三组挑战很快就来了。根据疫情规模，制造和生产 MCM 产品可能会面临**更大**的挑战。在疾病暴发或危机严重期间，全球对 MCM 产品的需求量可能急剧增加。这就围绕如何迅速扩大生产能力以满足激增的国际需求，提出了新的挑战。如果不能满足这种需求，各国不能平等获取 MCM 产品，就会迅速产生新的国际外交紧张局势，并引发允许仿制药生产的呼声，从而加剧**知识产权**和**专利**

保护的紧张局势。由于在紧急医疗状况下向大量人群迅速投放新 MCM 产品可能导致有害副作用的出现，在危机中，谁该为可能造成的伤害**负责**成为进一步的挑战。特别是对于专门用于应对健康紧急情况的产品，人们可能会强烈呼吁公开**所有**的临床试验数据，以便对其有效性和安全性进行独立审查。**数据访问权**也是其中一个挑战。

因此，任何希望将来通过药物保障民众安全的政府都需要同时成功应对大量不同的挑战，这是从整个达菲事件中得到的一个重要教训。

然而，同样重要的是，这些挑战与那些常规药物开发相关的挑战有关键的不同。在一种新 MCM 产品生命周期的每一个阶段，引入安全逻辑都会产生新的问题。从经济上讲，由于健康安全威胁的不可预测性，制药公司很难为昂贵的新 MCM 产品开发建立切实可行的商业模式。从监管角度讲，MCM 产品所涉及的病原体的相对罕见或危险性，也加大了开展临床试验的难度，而临床试验又是获得监管批准必不可少的。在生产和制造方面，竭力应对危机的政府可能迫切需要获得大量的 MCM 产品，其需求可能远远超过常规生产系统在短期内所能提供的数量。在后勤方面，政府可能无法依靠现有的药品分配系统在紧急情况下向公众分发 MCM 产品。同样，在安全逻辑下，在法律方面，情况也变得更加复杂，因为政府在紧急情况下可能不得不采取特殊举措，例如，使用尚未批准的药物。并且，由于大量的人突然使用 MCM 产品，如果随之出现有害副作用，将引发大量诉讼。因此，几乎从每一个角度来看，药品和安全逻辑的纠缠都产生了新的矛盾，这些矛盾与常规药品相关矛盾有显著不同。因此，药物开发和药物事务处理的现有体制可能不适用于 MCM 产品，这也是从整个达菲事件中得到的一个重要教训。

所有这些挑战交织在一起，形成了 21 世纪令人困惑的 MCM 产品政策的"戈尔迪之结"（Gordian knot）。政府不仅需要应对大量不同的挑战，还需考虑 MCM 产品各个阶段之间错综复杂的关系。除此之外，还涉及各种各样的问题、参与者和专业领域等。显然，MCM 产品处在非常复杂的社会环境中，因此，任何希望通过药物保护其公民的政府，需要做的不仅仅是确保制药公司开发一些新产品，还必须建立有效的治理机制，以应对过程中遇到的**所有**政策挑战。

这一切在实践中如何实现呢？从达菲事件中得到的最后一个教训是，不可能有立竿见影的解决办法或政策的"灵丹妙药"能突然促使制药公司在未来开发更多的 MCM 产品。很显然，这其中涉及太多挑战、参与者、利益和矛盾。政府如果希望推动新 MCM 的商业发展，他们必须设计一个更广泛更全面的政策框架，同时部署多种措施。政府必须有效地调动、调整和重新分配国家的各种"杠杆"，这样才能全方位、更有力地激励制药公司开发出新的 MCM 产品。这就需要采取大胆的、新的、广泛的政治举措，在药物方面愿意采取不同的做法，能够激励不同的利益相关者，并且还可以不断地协调方方面面，朝着共同的目标迈进。

有哪个政府能采取这样大胆的举措，解开 MCM 产品面临的"戈尔迪之结"？到目前为止，美国政府通过所谓的医疗对策事务机构做出了很多的努力。此举也反映出，要实现 MCM 产品愿景，需要完成的政治任务风险大，涉及范围广。如今，该机构涉及的利益攸关方包括联邦政府各部门(HHS、国防部、国土安全局、农业部、退伍军人事务部等)、州和地方政府、工业界、学术界、专业学会、监管机构(如 FDA)、公共卫生机构(如 CDC)等等。

美国医疗对策事务机构的设计至少包括五个相关部分。第一,它需要美国政府建立新的药物**储备**,如美国国家药物储备(后来演变为美国应急药品国家战略储备)。第二,政府通过"生物盾牌"计划和随后采用的专项拨款,为新 MCM 产品的购置提供新**资金**,从而为这些 MCM 产品的开发提供经济刺激。第三,在新 MCM 产品监管批准方面,政府引入新的**监管机制**,如"动物(效应)法规",该法规允许通过动物实验证明药品有效性。第四,针对 MCM 产品开发者(和其他人员)进行新的**法律保护**,以防止他们因 MCM 产品的广泛使用带来的可能副作用而面临诉讼。第五,它还包括一个全新的**机构**——生物医学高级研究与发展管理局,受政府指派(每年资助约 5 亿美元),与企业密切地合作,帮助它们克服后期开发相关的"死亡之谷"(Baker-Hostetler,2016)。美国政府主要通过渐进而漫长的试错过程最终建立了一种大胆的、全新的、在许多方面相当特殊的 MCM 产品机制,该机制不受传统的药物开发和管理条款约束,独立运行(Elbe 等,2014)。

当然,医疗对策事务机构还不完美,还在不断完善之中。通过与中小型制药公司合作,该机构已经帮助生产了一些新的 MCM 产品,自 2007 年以来共有 24 种产品获得批准或许可,其中 14 种进入国家战略储备采购清单(Hatchett,2016b:5)。当然,现在仍然很难确切地知道这些新产品在实践中会取得多大的成功,因为到目前为止,其中许多产品从未使用过。但是,毫无疑问,政府在拓宽美国民众 MCM 产品选择面方面，已经取得了进展。

总的来说，美国建立医疗对策事务机构的经历清楚地表明，没有立竿见影的办法或政策来鼓励新 MCM 产品的商业开发。在这个过程中有太多的步骤、成本、风险和不确定性，而且在 MCM 产品生命周期的不同阶段之间也存在太多复杂的相互关联。毫无疑问，用药物确保民众安全对任何政府来说都是一项艰巨的任务，美国政府在这一过程中也经历了许多重大挫折。与此同时，美国的经验也表明，这是可以做到的。当政府设计更广泛的药物制度时，只要对所涉及的许多不同挑战保持敏感，就可以取得进展。在许多方面，美国经验得出的关键教训是，MCM 产品的"戈尔迪之结"只能通过创建目的明确的、大胆的新药物体系来解开。

全球健康安全管理：为下一次大流行做准备

能否在全球层面建立类似的医疗对策事务机构，从而在 21 世纪更广泛地加强全球健康安全呢？从全球的角度来看，要牢记美国医疗对策事务机构主要是针对美国的需求。尽管美国政府过去 10 年来在 MCM 产品方面一直站在国际前沿，但其主要任务一直是保护美国的民众（尽管美国政府也参加了一些国际合作）。

由于政府预算承受着巨大的财政压力，美国医疗对策事务机构最多只能应对美国民众面临的一些威胁。它的财务和生产规模根本不足以满足新疫情暴发时迅速产生的巨大国际需求。因此，在未来国际健康受到紧急威胁的情况下，美国不太可能生产足量的 MCM 产品来帮助世界各地所有需要帮助的人。出于同样的原因，仅依靠美国等少数国家的开拓性努力去承担大部分 MCM 产品相关的工作，也不具备可持续性。因此，从全球健康安全的角度来看，未来更大的政治问题之一是美国领衔的医疗对策事务机构是否可以国际化，一方面更公平地分担新 MCM 产品的开发成本，另一方面也可以开发更多的将来可用于全世界的 MCM 产品。

医疗对策事务机构国际化程度的提高应该可以帮助解决一些潜在的市场挑战。仅通过市场机制来创造新的 MCM 产品显然是非常困难的。但是，达菲的经历表明，如果多个政府同时承诺愿意大量存储这些 MCM 产品，那么就可以构建一个经济上可行的 MCM 产品商业案例。例如，欧盟可以制定出解决跨境健康威胁的决议，也可以考虑构建泛欧盟系统，来解决 MCM 产品的需求问题（European Court of Auditors，2016：6）。最近应对埃博拉的国际行动经验也表明，根据需要可以开展更高水平的国际合作（Roemer-Mahler and Elbe，2016）。另外，更进一步地，可以将从美国建立医疗对策事务机构的经历中吸取的经验和教训用以应对其他紧迫的全球健康挑战，例如被忽视的热带病和抗菌素耐药性（Long 等，2017；Roemer-Mahler 等，2017）。但是，要想在将来获得这样的机会，首先需要在健康安全领域，尤其是在以下三个关键领域，实现政府之间更大程度的国际合作。

首先，世界面临的主要健康安全威胁是什么？在这个问题上需要达成合理的国际共识。世界卫生组织最近的"研发蓝图"（R&D Blueprint）朝着这个方向迈出了重要的一步，蓝图列出了重点疾病清单，为达成共识打下了基础。其次，还必须有志同道合的政府共同筹集资源的机制，从而为制药业提供更大的财政激励，激发他们开发 MCM 产品。最后，还需要大大减少国际共享药品（和数据）的法律和监管障碍。新的医疗对策事务机构在法律和监管方面的职能，仍然要根据该国的法律管辖权进行校准。因此，在与其他国家（包括医疗需求可能最大的低收入国家）共享 MCM 产品之前，必须克服重重障碍（Marinissen 等，2014）。在这三个领域中，想要在 21 世纪建立一个区域更广的全球健康安全体系，关键需要更密切的国际合作。

反过来，MCM 产品国际合作水平的提高需要更强的领导力。在美国的政治背景下，2001 年的炭疽病事件及随后的高致病性禽流感（H5N1）的经历是革命性的，引起了对这些问题的政治关注和资金投入。然而，十多年后，即使在美国，要维持这种强劲的政府投入势头，仍然存在很大的困难。在国际上采取集体行动将更具挑战性。国际社会忙于应对一波又一波疫情，国际层面上的应急管理仍然陷于"起起伏伏"的循环中。相比之下，国际政治体系更加分散和分裂，因为各个国家都在追求其自身的国家利益。在这种情况下，要在 MCM 产品方面建立国际领导力和采取集体行动，这种挑战具有质的不同，挑战也更大。

然而，即便不建立这种国际领导力，仅仅维持现状也需要相当大的成本。这些费用大致分为三个方面。首先，21 世纪已经暴发了大量出人意料的致命疫情，而且未来疫情还可能层出不穷。缺乏国际层面相应的 MCM 产品管理体制，可能就意味着世界上许多国家在未来紧急情况发生时得不到能自主支配的药物防线，最终导致民众丧失生命。将来，当人们重新审视这件事时，可能会意识到错失了一个宝贵机会——我们本应该准备得更充分。未来，疫情暴发时，人们都会十分关注，在 MCM 产品开发方面，政府采取了哪些预防措施。

其次，需要考虑的第二个方面，是高收入国家和低收入国家不能平等获得新 MCM 产品的现状，这已经引发了国际政治紧张，有时甚至是相当激烈的，这种紧张可能会破坏现有的国际卫生合作形式。例如，在 2006 年，对步步逼近的 H5N1 大流行的担忧达到顶峰时，印尼政府考虑到自身无法负担新的 MCM 产品，就停止了与国际社会分享其致命性 H5N1 病毒样本，而该生物样本是开发 MCM 产品所必需的（Elbe and Buckland-Merrett，2017）。这是 MCM 产品不公平的可及性引发的一场特别激烈的国际政治对抗。然而，这也表明无法向其他国家提供 MCM 产品会破坏现有的国际卫生合作形式，而高收入国家的健康安全也依赖于国际合作。就 H5N1 病毒而言，印尼政府扣留重要的病毒样本，不与国际社会分享，这会危及许多高收入国家的大流行应对准备工作。这也说明了仅仅维持现状也需要付出巨大的成本。

最后，MCM 产品可及性的国际差异也会给美国等国家带来微妙的外交困难。因为美国政府现在还必须处理来自其他国家/地区越来越多的获取其 MCM 产品的请求，而这些请求需要谨慎处理。请求一旦被拒绝就可能会产生新的外交紧张。总而言之，仅依靠一国之力扛起开发 MCM 的责任，成本相当高，这对美国和世界其他国家而言，都是如此。尽管建立领导力和将医疗对策事务机构国际化的政治意愿都面临重大的国际政治挑战，但从长远来看，不这样做，代价将会更大。最近建立的流行病防备创新联盟（Coalition for Epidemic Preparedness Innovations，简称 CEPI）是一项雄心勃勃的新尝试,目的是为广泛的国际疫苗能力建设带来更大的政治推动力。

所有这些都说明,即使可以在国际层面上建立一个医疗对策事务机构,在寻求医药安全的整个过程中,似乎更为棘手的核心困难是:信任问题。保护民众免受健康安全威胁的愿望最终迫使各国政府与制药行业开展更加紧密的合作,甚至解决制药行业对MCM产品的一些担忧,以鼓励他们更多地参与研发。鉴于制药业在开发新MCM中起着核心作用,对于政府来说很难无视制药业所关心所看重的,特别是如果政府希望加强本国民众的医药保障的话。

但是,在开发新的MCM产品方面,政府越是密切地与制药公司合作,就越难让公众相信政府还保持着完整的独立性。毕竟,政府还需要与制药业保持一定的距离,以避免利益冲突,并客观地履行其监管职能,以确保纳税人的钱花得物有所值。而世界许多国家/地区制药业声誉欠佳,这也加剧了这一问题。

就达菲而言,政府和制药公司仍需应对2009—2010年H1N1流感大流行带来的政治影响,尤其是在欧洲。达菲"惨败"之后,公众对药品储备产生了诸多不信任感。更广泛地讲,国家/地区对MCM产品保持科学独立性存在强烈的政治关切,有的地方甚至禁止政府机构与制药行业建立合作伙伴关系。因此,政府在与制药公司合作时必须掌握好分寸,既要做到确保拥有合适的MCM产品,保护公众健康,也要做到把资金投入到一个社会声誉参差不齐的行业时,在给行业带来商业利益的同时,看起来也不是那么浪费公共资源。

制药行业当然意识到了这个问题。一位杰出的行业代表在反思达菲经历的成功与失败时指出："当然,公众对此的看法是有失偏颇的。事后看来,H1N1 大流行很弱,我们所有人被指责在喊'狼来了',甚至业内的一些批评家都说我们发明制造了这种恐慌。我觉得这太荒谬了。"(Bergstrom,2013)

然而,公众信任对于政府应对未来疾病的暴发绝对至关重要,尤其是在要求公民使用 MCM 产品时。因此,要在 21 世纪广泛地加强全球健康安全,需要更多地关注如何建立和维持国际医疗对策事务机构的公众信任。民众抗拒 MCM 产品的关键原因已越来越清晰。实际上,国际医疗对策事务机构最终是站稳脚跟还是被解散,都是信任的问题。

尽管美国医疗对策事务机构取得了一些成功,但将其经验作为 21 世纪治理全球健康安全的广泛战略基础,仍然存在一些重要障碍,尤其是在进一步国际化、建立政治领导力和信任问题上。而且,从更深层次上讲,所有这些前进路上的障碍也似乎与 MCM 产品的安全逻辑紧密相关。这样说不是很准确,因为提供安全保障被广泛认为是政府的职责,安全框架最终鼓励了 MCM 产品的开发,而 MCM 产品的开发是从各自的国家利益出发,并不是为了应对致命病原体的国际诉求。安全框架时而充满威胁,时而归于平静,这使得制定 MCM 产品领域的可持续的长期策略更具政治挑战性。尽管政府的做法让它在对行业及产品行使监管职能方面难以维持公信力,但最终促使政府与制药行业更紧密合作的难道不是安全方面的考量吗?无论如何,对于寻求药物保护人群安全,在 21 世纪还有许多工作要做,并且在前进的道路上还会面临着许多压力。要做到能够迅速地将救命的新药提供给民众以抵御疫情,政府还有很长的路要走。

后 记
——药物、安全以及分子生命

究竟是什么使开发、储备和分发新 MCM 产品的能力在 21 世纪的安全政策中变得如此重要？我们所面临的药物安全政策的深层意义是什么？从表面上看，日益增强的医疗应对能力，可以在微观甚至分子的层面上干扰生物威胁，这让药物安全政策成为可能。对达菲的进一步研究揭示了，这种人工合成的抗病毒药物是如何阻断病毒在人体内的复制过程的。自此，许多其他的 MCM 产品也基于同样的研究思路得以开发，旨在从分子层面上干扰致死病原体表面的生物过程。最重要的是，现有的技术能力能够合理地设计和合成新分子，进行药物干预。这有助于解释安全政策向药物方向的转变。如果没有新的制药技术，一切都是天方夜谭。

然而，这种技术能力反过来又以对传染病的产生和传播相关的微观生物学过程更深层次的科学了解为前提。不得不说，达菲的案例非常有指导意义。这表明，科学家只有在对人体病毒复制的精确分子过程，尤其是流感病毒的表面蛋白，如神经氨酸酶所起的作用有更清楚的了解之后，才能设计出新的药物干预方式。一旦科学家们了解了神经氨酸酶的重要作用，并解码了它的精确分子结构，他们就能发现一个可以形成新药靶点的"静态"位点。然后，科学家们就可以开始设计一种"人造"分子，这种分子可以与神经氨酸酶的关键部位结合，从而抑制病毒复制。从这个意义上说，我们开发新的药物防御技术的能力本身就依赖于前期的、分子水平上的、对生命过程更深入的科学理解。分子生物学的兴起使这些在技术上成为可能，因为分子生物学阐明了分子动力学，而分子动力学对致死病原体的稳定性、存活率和繁殖情况起着关键作用（Morange，1998：1）。而对生命过程进一步的深入理解，揭示了分子相关知识对于提升新 MCM 产品开发能力的重要作用。

然而，分子知识的作用远不止于此。分子知识给我们"带来"了许多生物威胁。毕竟，如果没有分子知识，我们甚至不会知道在我们肉眼看不到的地方存在着多种生物威胁。只有先了解病毒和细菌的分子构成，才能清楚地认识到微生物的分子结构可以随时间而改变这一事实。病原体不仅存在，还可以进化，甚至在分子层面上以意想不到的方式重组，从而在未来对人类生命产生新的威胁。以流感为例，分子生物学揭示了流感病毒的表面蛋白质会随着时间的推移而不断改变，而人类免疫系统也将与之斗争。这一认识使许多专家得出结论，认为新的流感大流行的暴发只是一个时间问题，各国需要谨慎地提前做好准备。由于我们对流感病毒的精确分子过程有了更深入的了解，对下一次流感大流行的预测实际上变成了何时暴发而不是是否暴发的问题。分子生物学的作用不仅仅是帮助我们开发新的药物干预手段，它在衍生健康安全威胁论方面也扮演了重要角色，因为分子生物学使我们能够认识到生物危险确实存在（即使肉眼看不到）。最近扩大的安全议程明确对一系列生物危险发出了预警。由此也可见，我们正是因为掌握了新的分子知识，反而加剧了对微生物的恐惧和不安。

然而，所有这些都表明，药物安全政策（以药物为保障国家安全的重心）最终使我们对生命的认知发生了更为根本的转变。这种安全"药物化"的核心理念不仅仅是发现新技术的能力，也不仅仅是分子科学日益增长的影响力，而是一种全新的生命分子观，它正在重塑我们所生活的世界。社会学家尼古拉斯·罗斯（Nikolas Rose）认为，这种新的分子存在观可以有效地与旧的生命（和医学）"臼齿"模式进行对比，后者主要围绕可见的人体（包括四肢、器官、组织、血液等）进行研究。在这种背景下，人体（被自然皮肤包裹）被设想为一种解剖单元，具有"功能上相互关联的器官、组织、功能、控制、反馈、反射、节律、循环等"（Rose，2001：13）。这个"自然"的身体也形成了一个清晰的界限，阻碍了我们对生命和医学的理解。随着分子生物学的兴起，在20世纪，我们可以理解和想象的生命维度变得越来越小——从最初的细胞和它的内部运作，最终到达原子和分子领域。

随着时间的推移，这一关键转变也开始深刻地塑造和改变我们对生命或生物存在的理解。"生命"现在越来越被看作一种基本上由复杂的（但也是微小的）分子相互作用而控制的东西。事实上，生命被重新概念化为"分子实体之间的一套可识别的生命机制，可以被认知、分离、操纵、动员、重组，在新的干预实践中，不再受自然生命秩序的明显规范化的约束"（Rose，2007：5-6；参见 Dillon and Reid，2001；Kay，1993：2000）。生命科学越来越有能力研究这些过程，识别对健康和疾病至关重要的分子动力学，甚至开发干预这些分子过程的新方法。在当今的政治生活中，罗斯以这种方式论述，"人类的存在，如果在分子水平上探讨，就是关于分子、分子与分子之间，以及分子自身处境的问题"（Rose，2001：17）。

罗斯和其他学者看到了发展的社会含义显著地从民众健康转变成"躯体"的自我管理（Rose，2001：17），达菲的故事表明，21世纪初期，这些分子知识也被政府更广泛地运用到维护民众安全的部署中（Braun，2007；Hester，2016）。这些知识在今天也引发了国家安全所面临的生物威胁新担忧，甚至促使美国成立了一个全新的医疗对策事务机构。正如随着核武器的出现，20世纪的安全理性最终被物理学涂上了浓墨重彩的一笔，同样地，分子生物学也开始打造21世纪的安全战略。就像一位有影响力的分子生物学专家所言，"在20世纪50年代，分子生物学并非一个常见的术语，但现在人们期望在21世纪，分子生物学将像物理学在20世纪那样占据主导地位。我们对生命、健康和疾病的理解依赖于分子生物学家的发现，就像是对食品和药品的制造、法庭上的审判和发动战争的新方法的依赖一样"（de Chadarevian，2002：1）。

整个达菲故事的深层意义也在这里。它表明，对生命分子层面的新认识，正在改变我们构想和实践安全的方式。安全本身也开始重视分子领域。换句话说，安全政策正随着我们对生命基本概念的认知的增长而不断改变。

参考文献[*]

Abbasi, Kamran. (2014). The Missing Data That Cost $20bn. *BMJ* 348. https://doi.org/10.1136/bmj.g2695.

Abbott, Tony. (2005). Bracing for the Worst. Country Report for Pandemic Flu Conference in Ottawa. 25 October.

Abraham, John. (2010). Pharmaceuticalization of Society in Context: Theoretical, Empirical and Health Dimensions. *Sociology* 44(4): 603–622.

Aebersold, Paul. (2012). FDA Experience with Medical Countermeasures under the Animal Rule. *Advances in Preventive Medicine*, vol. 2012, article ID 507571. doi:10.1155/2012/507571.

AFP. (2005). Rumsfeld Recuses Himself from Avian Flu Decisions. 2 November.

Aldis, William. (2008). Health Security as a Public Health Concept: A Critical Analysis. *Health Policy and Planning* 23: 369–375.

AP. (2002). Rumsfeld Reveals Assets, but Balks at Paperwork. 19 June.

Australia DOH. (2014). National Medical Stockpile. Australian Government Department of Health. Available at http://www.health.gov.au/internet/main/publishing.nsf/Content/health-pubhlth-strateg-bio-factsht_stckpile.htm. [Accessed 5 March 2014.]

Avorn, Jerry. (2005). *Powerful Medicines: The Benefits, Risks, and Costs of Prescription Drugs.* New York: Vintage Books.

BakerHostetler. (2016). Government Contracts Quarterly Update—February 2016. 29 February. Available at https://www.bakerlaw.com/alerts/government-contracts-quarterly-update-february-2016.

BARDA. (2011). BARDA Strategic Plan: 2011–2016. Washington, DC: Biomedical Advanced Research and Development Authority. Available at http://www.phe.gov/about/barda/Pages/2011barda-stratplan.aspx. [Accessed 8 April 2014.]

Barry, Andrew. (2005). Pharmaceutical Matters: The Invention of Informed Materials. *Theory, Culture & Society* 22(1): 51–69.

Bartfai, Tamas, and Graham Lees (2006). *Drug Discovery: From Bedside to Wall Street.* London: Elsevier.

———. (2013). *The Future of Drug Discovery: Who Decides Which Diseases to Treat.* London: Elsevier.

Baumgartner, Anita. (2000). Link in weichere Werbewelten. Available at http://www.ktipp.ch/themen/beitrag/1015668/Link_in_weichere_Werbewelten. [Accessed 30 August 2012.]

Bergstrom, Richard. (2013). Presentation at Workshop on Pandemic Flu Controversies. Brighton: University of Sussex. 11 January.

---

[*] 为便于文献检索，"参考文献"保留英文。——译者注

BIJ. (2010a). Press Coverage of WHO Investigation. Bureau of Investigative Journalism, 11 June. Available at https://www.thebureauinvestigates.com/2010/06/11/press-coverage-of-who-investigation/.

———. (2010b). WHO Swine Flu Advisors Had Links to Drug Companies. Bureau of Investigative Journalism, 7 June. Available at https://www.thebureauinvestigates.com/2010/06/07/who-swine-flu-advisors-had-links-to-drug-companies/.

Binzer, P. (2008). The PREP Act: Liability Protection for Medical Countermeasure Development, Distribution, and Administration. *Biosecurity and Bioterrorism* 6(4): 293–298.

Bittar, Christine. (2001). Tamiflu's Roadshow. Brandweek, 12 March. Available at http://66.197.58.78/Tamiflu_article_3.htm.

Boseley, Sarah. (2015). Second Study Raises Questions over the Benefits of Tamiflu. *Guardian*, 30 January. Available at https://www.theguardian.com/society/2015/jan/30/tamiflu-study-questions-drugs-usefulness-roche-lancet.

Bradsher, Keith. (2005). Pressure Rises on Producer of a Flu Drug. *New York Times*, 11 October. Available at http://www.nytimes.com/2005/10/11/business/11drug.html?pagewanted=print&_r=0.

Braun, Bruce. (2007). Biopolitics and the Molecularization of Life. *Cultural Geographies* 14(1): 6–28.

Buse, Kent, and Gill Walt. (2000). Global Public-Private Partnerships: Part I—A New Development in Health? *Bulletin of the World Health Organization* 78(4): 549–561.

Business Wire. (2001). Gilead Board of Directors Appoints James M. Denny as Chairman. 22 January.

———. (2008). Roche Introduces Program to Facilitate Corporate Pandemic Stockpiling of Tamiflu. Available at http://www.businesswire.com/news/home/20080626005707/en/Roche-Introduces-Program-Facilitate-Corporate-Pandemic-Stockpiling#.VcEcAnh91UE. [Accessed 4 August 2015.]

Butler, Declan. (2014). Tamiflu Report Comes under Fire. *Nature* 508: 439–440.

Cabinet Office. (2008). *The National Security Strategy of the United Kingdom: Security in an Interdependent World*. London: Cabinet Office.

———.(2010). *A Strong Britain in an Age of Uncertainty: The National Security Strategy*. London: Cabinet Office.

Caduff, Carlo. (2015). *The Pandemic Perhaps: Dramatic Events in a Public Culture of Danger*. Oakland: U of California P.

Carpenter, Daniel. (2010). *Reputation and Power: Organizational Image and Pharmaceutical Regulation at the FDA*. Princeton, NJ: Princeton UP.

Cavaleri, Marco. (2016). The Regulatory Framework for Licensure of Medical Countermeasures during Public Health Emergencies. Presentation at IMI Stakeholder Forum, Brussels, 28 and 29 September 2016. Available at http://www.imi.europa.eu/sites/default/files/uploads/documents/Events/SF2016/biopreparedness_cavaleri_regulatory_framework_licensure_emergencies.pdf.

CDC. (2005). Pandemic Flu: Key Facts. Centers for Disease Control and Prevention, 17 October. Available at ftp://ftp.cdc.gov/pub/avian_influenza1/Appendix%20section%20of%20notebook/CDC%20Pandemic%20Influenza%20Fact%20Sheet.pdf.

———. (2012). Seasonal Influenza. Centers for Disease Control and Prevention. Available at http://www.cdc.gov/flu/about/qa/disease.htm. [Accessed 9 November 2012.]
Clarke, Adele, Laura Mamo, Jennifer Fosket, Jennifer Fishman, Janet Shim (Eds). (2010). *Biomedicalization: Technoscience, Health and Illness in the U.S.* Durham, NC: Duke UP.
Clinch, B., J. Smith, A. Kenwright, B. Surujbally, and J. Harding. (2014). Roche Feedback on "Neuraminidase Inhibitors for Preventing and Treating Influenza in Healthy Adults and Children." 26 October. Available at https://editorial-unit.cochrane.org/cochrane-review-neuraminidase-inhibitors-influenza.
Clinical Development Scientist. (2015). Interview by author. 29 June.
Cochrane Neuraminidase Inhibitors Review Team. (2011). Does Oseltamivir Really Reduce Complications of Influenza? *Clinical Infectious Diseases* 53(12): 1302–1303.
Cohen, Deborah. (2009). Complications: Tracking Down the Data on Oseltamivir. *BMJ* 339: b5387.
———. (2013). Roche Offers Researchers Access to All Tamiflu Trials. *BMJ* 346: f2157.
———. (2014). Oseltamivir: Another Case of Regulatory Failure? *BMJ* 348: g2591.
Cohen, Deborah, and Philip Carter. (2010). Conflicts of Interest: WHO and the Pandemic Flu "Conspiracies." *BMJ* 340: 1274–1279.
Cole, Jennifer (Ed). (2013). *Pharmaceutical Resilience: Proceedings of the Workshop on Pharmaceutical Resilience for Serious Infectious Disease*. 5 February. London: Royal United Services Institute. Available at https://rusi.org/sites/default/files/201305_cr_pharmaceutical_resilience.pdf.
Couzin-Frankel, Jennifer. (2015). Tamiflu Helps, Newest Study in Long-Running Debate Says. *Science*, 29 January. Available at http://news.sciencemag.org/biology/2015/01/Tamiflu-helps-newest-study-long-running-debate-says.
Davies, Sara E. (2008). Securitizing Infectious Disease. *International Affairs* 84(2): 295–313.
Davies, Sara, Adam Kamradt-Scott, and Simon Rushton. (2015). *Disease Diplomacy: International Norms and Global Health Security*. Baltimore: Johns Hopkins UP.
De Chadarevian, Soraya. (2002). *Designs for Life: Molecular Biology after World War II*. Cambridge: Cambridge UP.
Dillon, Michael, and Julian Reid. (2001). Global Liberal Governance: Biopolitics, Security and War. *Millennium* 30(1): 41–66.
Dobson, Joanna, Richard Whitley, Stuart Pocock, and Arnold Monto. (2015). Oseltamivir Treatment for Influenza in Adults: A Meta-Analysis of Randomised Controlled Trials. *Lancet* 385(9979): 1729–1737.
DOH. (2009). Use of Antivirals in an Influenza Pandemic: Scientific Evidence Base Review. Available at http://www.dh.gov.uk/en/Publicationsandstatistics/Publications/PublicationsPolicyAndGuidance/DH_125318. [Accessed 19 November 2012.]
Dolan, Kerry A., and Zina Moukheibe. (2003). The Golden Age of Antiviral Drugs. *Forbes*, 27 October. Available at http://www.forbes.com/forbes/2003/1027/098.html.
Doshi, Peter. (2009). Neuraminidase Inhibitors: The Story behind the Cochrane Review. *BMJ* 339: b5164.
Doshi, Peter, Tom Jefferson, and Chris Del Mar. (2012). The Imperative to Share Clinical Study Reports: Recommendations from the Tamiflu Experience. *PLoS Med* 9(4) (10 April): e1001201. Available at https://doi.org/10.1371/journal.pmed.1001201.

Doshi, Peter, Mark Jones, and Tom Jefferson. (2012). Rethinking Credible Evidence Synthesis. *BMJ* 344: d7898.
Drugdevelopment-technology.com. (2012). Small Players, Big Drugs—Pharmaceutical SMEs Take the Innovative Edge. Drugdevelopment-technology.com, 12 April. Available at http://www.drugdevelopment-technology.com/features/featuredrug-pharmaceutical-sme-big-pharma-innovation/.
Dumit, Joseph. (2012). *Drugs for Life: How Pharmaceutical Companies Define Our Health.* Durham, NC: Duke UP.
ECDC. (2016). *ECDC Preliminary Scientific Advice: Expert Opinion on Neuraminidase Inhibitors for Prevention and Treatment of Influenza: Review of Recent Systematic Reviews and Meta-Analyses.* Stockholm: European Centre for Disease Prevention and Control.
Elashoff, Michael. (2012). Interview by author. 31 March.
Elbe, Stefan. (2009). *Virus Alert: Security, Governmentality and the AIDS Pandemic.* New York: Columbia UP.
———. (2010). *Security and Global Health: Towards the Medicalization of Insecurity.* Cambridge: Polity.
Elbe, Stefan, and Gemma Buckland-Merrett. (2017). Data, Disease and Diplomacy: GISAID's innovative contribution to global health. *Global Challenges* 1: 33–46. doi:10.1002/gch2.1018.
Elbe, Stefan, Anne Roemer-Mahler, and Christopher Long. (2014a). Medical Countermeasures for National Security: A New Government Role in the Pharmaceuticalization of Society. *Social Science and Medicine* 131: 263–271.
———. (2014b). Securing Circulation Pharmaceutically: Antiviral Stockpiling and Pandemic Preparedness in the European Union. *Security Dialogue* 45(5): 440–457.
EMA. (2016). Opening Up Clinical Data on New Medicines. European Medicines Agency, 20 October. Available at http://www.ema.europa.eu/docs/en_GB/document_library/Press_release/2016/10/WC500214989.pdf.
EMA Officer. (2013). Interview by author. 16 October.
EMEA. (2005a). Background Information on the Procedure. Available at http://www.ema.europa.eu/docs/en_GB/document_library/EPAR_-_Procedural_steps_taken_before_authorisation/human/000402/WC500033104.pdf. [Accessed 23 August 2012.]
———. (2005b). Scientific Discussion. Available at http://www.ema.europa.eu/docs/en_GB/document_library/EPAR_-_Scientific_Discussion/human/000402/WC500033103.pdf. [Accessed 19 November 2012.]
Enemark, Christian. (2017). *Biosecurity Dilemmas: Dreaded Diseases, Ethical Responses, and the Health of Nations.* Washington, DC: Georgetown UP.
Epstein, Helen. (2011). Flu Warning: Beware the Drug Companies! *New York Review of Books*, 12 May. Available at http://www.nybooks.com/articles/archives/2011/may/12/flu-warning-beware-drug-companies/.
EU. (2013). Presidency Confirms Agreement on Strengthening Responses to Serious Cross-Border Health Threats. 15 May. Available at http://www.eu2013.ie/news/news-items/20130516crossborderhealthupdateengonly/.

European Commission. (2011). *Stakeholder Consultation on Health Security in the European Union*. 9 September.
European Court of Auditors. (2016). *Dealing with Serious Cross-Border Threats to Health in the EU: Important Steps Taken but More Needs to Be Done*. Luxembourg: European Court of Auditors.
European Influenza Expert. (2012). Interview by author. 29 November.
European Ombudsman. (2010). Summary of Decision on Complaint 2560/2007/BEH against the European Medicines Agency (EMA). Available at https://www.ombudsman.europa.eu/en/cases/summary.faces/en/5646/html.bookmark. [Accessed 6 July 2017.]
———. (2011). *The European Ombudsman: Guide to Complaints*. Available at http://www.ombudsman.europa.eu/en/resources/staffguide.faces#/page/1. [Accessed 26 January 2015.]
Fassbender, Melissa. (2016). BARDA Talks Medical Countermeasure Manufacturing. Outsourcing-Pharma.com, 25 April. Available at http://www.outsourcing-pharma.com/Contract-Manufacturing/BARDA-talks-medical-countermeasure-manufacturing.
FDA. (1999a). Food and Drug Administration Center for Drug Evaluation and Research: Antiviral Drugs Advisory Committee. 24 February.
———. (1999b). Letter to Hoffmann-La Roche, Inc. NDA21-087. 27 October.
———. (1999c). Medical Review for Zanamivir. Available at http://www.accessdata.fda.gov/drugsatfda_docs/nda/99/021036-medreview8.pdf. [Accessed 30 September 2013.]
———. (2000). Letter to Joanna McNamara. 14 April. Available at http://www.fda.gov/downloads/Drugs/GuidanceComplianceRegulatoryInformation/EnforcementActivitiesbyFDA/WarningLettersandNoticeofViolationLetterstoPharmaceuticalCompanies/UCM166329.pdf.
———. (2002). New Drug and Biological Drug Products; Evidence Needed to Demonstrate Effectiveness of New Drugs When Human Efficacy Studies Are Not Ethical or Feasible. *Federal Register* 67(105) (31 May).
———. (2005). Tamiflu Pediatric Adverse Events: Questions and Answers. Available at http://www.fda.gov/drugs/drugsafety/postmarketdrugsafetyinformationforpatientsandproviders/ucm107840.htm. [Accessed 26 January 2015.]
———. (2006). Meeting of the FDA Advisory Pediatric Advisory Committee. 16 November.
———. (2010a). FDA Warns about Fraudulent Tamiflu. FDA News Release, 17 June. Available at http://www.fda.gov/NewsEvents/Newsroom/PressAnnouncements/ucm216148.htm.
———. (2010b). Tamiflu and Relenza Emergency Use Authorization Disposition Letters and Question and Answer Attachments. 22 June. Available at http://www.fda.gov/Drugs/DrugSafety/PostmarketDrugSafetyInformationforPatientsandProviders/ucm216249.htm.
———. (2014). FDA Medical Countermeasure Initiative. Program Update Fiscal Year 2014. Available at http://www.fda.gov/downloads/EmergencyPreparedness/Counterterrorism/MedicalCountermeasures/AboutMCMi/UCM453168.pdf. [Accessed 23 February 2016.]

———. (2015). FDA Approves Vaccine for Use after Known or Suspected Anthrax Exposure. Available at http://www.fda.gov/NewsEvents/Newsroom/PressAnnouncements/ucm474027.htm?source=govdelivery&utm_medium=email&utm_source=govdelivery. [Accessed 23 February 2016.]

FDA Reviewer. (2015). Email Correspondence. 18 June.

Feddersen, Timothy. (2007). Roche and Tamiflu: Doing Business in the Shadow of a Pandemic. Kellog School of Management. Available at http://graduateinstitute.ch/webdav/site/mia/shared/mia/cours/IA005/Roche%20and%20Tamiflu.PDF. [Accessed 24 August 2012.]

Ferguson, N. M., D. A. Cummings, S. Cauchemez, C. Fraser, S. Riley, A. Meeyai, S. Iamsirithaworn, and D. S. Burke. (2005). Strategies for Containing an Emerging Influenza Pandemic in Southeast Asia. *Nature* 437: 209–214.

Finnemore, Martha, and K. Sikkink. (1998). International Norm Dynamics and Political Change. *International Organization* 52 (Autumn): 887–917.

Flyer, Paul. (2013). Interview by author. 27 September.

Forbes. (2014). Donald Rumsfeld Goes Tax Protester on IRS, but Should Aim at Congress. 17 April. Available at http://www.forbes.com/sites/robertwood/2014/04/17/donald-rumsfeld-goes-tax-protester-on-irs-but-should-aim-at-congress/#1cb16b823640.

Fox, Maggie. (2007). Interview—Flu Threat Offers New Business for Tamiflu Maker. Reuters, 23 July. Available at http://in.reuters.com/article/2007/07/24/idINIndia-28622120070724.

Franz, D. R., and R. Zajtchuk. (2002). Biological Terrorism: Understanding the Threat, Preparation, and Medical Response. *Disease a Month* 48(8): 493–564.

Fuyono, Ichiko. (2007). Tamiflu Side Effects Come under Scrutiny. *Nature* 446: 358–359.

Gaffney, Alexander. (2012). In First for Animal Rule Pathway, FDA Approves GSK's Raxibacumab. *Regulatory Focus*, 17 December. Available at http://www.raps.org/focus-online/news/news-article-view/article/2649/in-first-for-animal-rule-pathway-fda-approves-gsks-raxibacumab.aspx.

Gallagher, James. (2014). Tamiflu: Millions Wasted on Flu Drug, Claims Major Report. *BBC News*, 10 April. Available at http://www.bbc.co.uk/news/health-26954482.

GAO. (2016). *High-Containment Laboratories: Improved Oversight of Dangerous Pathogens Needed to Mitigate Risk*. Report by the US Government Accountability Office, 30 August. Available at http://www.gao.gov/products/GAO-16-642.

Garfield, Simon. (2009). Catch It! Bin It! Profit from It! *Observer*, 25 October. Available at http://www.guardian.co.uk/world/2009/oct/25/swine-flu-vaccines-profit/print.

Ghosh, Arijit, and Wahyudi Soeriaatmadja. (2006). Japan to Spend $30 Mln to Stockpile Tamiflu for Asian Nations. *Bloomberg News*, 2 May.

Gilead Sciences. (2010). George P. Schultz. Available at http://www.gilead.com/bod_shultz. [Accessed 2 July 2010.]

———. (2016). Personal Correspondence with Andrew Whitaker, senior director, Alliance Management, Gilead Sciences. 1 June.

Goldacre, Ben. (2012). *Bad Pharma: How Drug Companies Mislead Doctors and Harm Patients*. London: Fourth Estate.

———. (2014). What the Tamiflu Saga Tells Us about Drug Trials and Big Pharma. *Guardian*, 10 April. Available at http://www.theguardian.com/business/2014/apr/10/Tamiflu-saga-drug-trials-big-pharma/print.

———. (2015). Interview by author. 29 July.

Goodman, Jordan, and Vivien Walsh. (2001). *The Story of Taxol: Nature and Politics in the Pursuit of an Anti-Cancer Drug*. Cambridge: Cambridge UP.

Google Trends. (2013). Google Trends search performed on "Tamiflu." Available at http://www.google.co.uk/trends/explore?q=Tamiflu#q=Tamiflu&cmpt=q. [Accessed 2 September 2013.]

Gottron, Frank. (2014). The Project BioShield Act: Issues for the 113th Congress. CRS Report R43607. Available at http://fas.org/sgp/crs/terror/R43607.pdf. [Accessed 26 March 2015.]

Gøtzsche, Peter C., and Anders W. Jørgensen. (2011). Opening Up Data at the European Medicines Agency. *BMJ* 342: d2686.

Hama, Rokuro. (2005). 3 Boys Died from Adverse Reactions Probably Related to Tamiflu. 25 November 2005. Available at http://www.npojip.org/english/no59.html.

———. (2008). Fatal Neuropsychiatric Adverse Reactions to Oseltamivir: Case Series and Overview of Causal Relationships. *International Journal of Risk & Safety in Medicine* 20: 5–36.

———. (2014). Interview by author. 23 May.

Hama, Rokuro, and C. L. Bennett. (2017). The Mechanisms of Sudden-Onset Type Adverse Reactions to Oseltamivir. *Acta Neurologica Scandinavica* 135: 148–160. doi:10.1111/ane.12629.

Hamied, Yusuf. (2003). Access to Medicines at Affordable Prices. First Margi Memorial Lecture. 9 November.

———. (2014). Interview by author. 25 February.

Harrington, Joseph E., Jr., and Edbert B. Hsu. (2010). Stockpiling Anti-Viral Drugs for a Pandemic: The Role of Manufacturer Reserve Programs. *Journal of Health Economics* 29: 438–444.

Hatchett, Richard. (2016a). PHEMCE-Supported Drug Achieves FDA Approval. ASPR Blog. 21 March. Available at http://www.phe.gov/ASPRBlog/pages/BlogArticlePage.aspx?PostID=180.

———. (2016b). State of BARDA. Presentation at the BARDA 2016 Industry Day, Washington, DC, 18 October. Available at https://www.medicalcountermeasures.gov/media/36904/01_hachett_state-of-barda-address.pdf.

Hayashi, Keiji. (2009). Hayashi's Criticism on Previous Cochrane Review. Available at http://www.bmj.com/content/suppl/2009/12/07/bmj.b5106.DC1/jeft726562.ww1_default.pdf. [Accessed 2 July 2017.]

———. (2014). Interview by author. 23 May.

Healy, David. (1997). *The Antidepressant Era*. Cambridge, MA: Harvard UP.

———. (2004). *Let Them Eat Prozac: The Unhealthy Relationship between the Pharmaceutical Industry and Depression*. New York: New York UP.

Heneghan, C. J., I. Onakpoya, M. A. Jones, P. Doshi, C. B. Del Mar, and R. Hama et al. (2016). Neuraminidase Inhibitors for Influenza: A Systematic Review and Meta-Analysis of Regulatory and Mortality Data. *Health Technology Assessments* 20(42).

Hernán, Miguel, and Marc Lipsitch. (2011). Oseltamivir and Risk of Lower Respiratory Tract Complications in Patients with Flu Symptoms: A Meta-Analysis of Eleven Randomized Clinical Trials. *Clinical Infectious Diseases* 55(3): 277–279.

Hester, R. J. (2016). Biology as Opportunity: Hybrid Rule from a Molecular Point of View. In Shelley Hurt and Ronnie Lipschutz (eds.), *Hybrid Rule and State Formation: Public-Private Power in the 21st Century* (pp. 175–202). New York: Routledge.

———. (forthcoming). Pre-empting Biological Danger: How Security Policies Get under Our Skin. Unpublished manuscript.

HHS. (2011). Strategic National Stockpile (SNS). Available at http://chemm.nlm.nih.gov/sns.htm. [Accessed 4 August 2015.]

———. (2012). 2012 HHS PHEMCE Strategy and Implementation Plan. Washington, DC: US Department of Health and Human Services. Available at http://www.phe.gov/Preparedness/mcm/phemce/Pages/strategy.aspx. [Accessed 13 March 2013.]

———. (2014). Project BioShield Annual Report to Congress January 2014–December 2014. Washington, DC: US Department of Health and Human Services, Office of the Assistant Secretary for Preparedness and Response.

Hirota, Y. (2008). [Interim Report of Investigations about the Frequency of Associated Symptoms with Influenza] (in Japanese). In *Report of Research on Health Science*. Tokyo: Ministry of Health, Labour, and Welfare of Japan, 2008.

Houseago, Harry. (2009). Ode to Tamiflu. Available at http://www.telegraph.co.uk/news/health/swine-flu/5296590/Swine-flu-Ode-to-Tamiflu-by-Hugo-Houseago.html. [Accessed 19 April 2016.]

Hoyt, Kendall. (2012). *Long Shot: Vaccines for National Defense*. Cambridge, MA: Harvard UP.

Hurt, A. C., and H. Kelly. (2016). Debate Regarding Oseltamivir Use for Seasonal and Pandemic Influenza. *Emerging Infectious Diseases* 22(6): 949–955.

Influenza Scientist. (2014). Interview by author. 15 September.

IOM. (2010). *Medical Countermeasure Dispensing: Emergency Use Authorization and the Postal Model*. Workshop Summary. Washington, DC: Institute of Medicine.

Jack, Andrew. (2006). Feeling the Strain. *Financial Times*, 2 September.

———. (2009). Flu's Unexpected Bonus. *BMJ* 339: 720–721.

———. (2010). Roche Accused over Illegal Tamiflu Deals. *Financial Times*, 21 May.

———. (2014). Tamiflu: "A Nice Little Earner." *BMJ* 348: g2524.

Jefferson, C., F. Lentzos, and C. Marris. (2014). Synthetic Biology and Biosecurity: Challenging the "Myths." *Frontiers in Public Health* 2: 115. doi:10.3389/fpubh.2014.00115.

Jefferson, Thomas. (2012). Complaint to European Ombudsman. 15 October. Available at http://www.bmj.com/Tamiflu/ombudsman.

Jefferson, Thomas, Peter Doshi, Matthew Thompson, and Carl Heneghan. (2011). Ensuring Safe and Effective Drugs: Who Can Do What It Takes? *BMJ* 342: c7258.

Jefferson, Thomas, M. Jones, P. Doshi, C. Del Mar, L. Dooley, and R. Foxlee. (2010). Neuraminidase Inhibitors for Preventing and Treating Influenza in Healthy Adults (Review). Cochrane Library, issue 2.

Jefferson, Thomas, M. A. Jones, P. Doshi, C. B. Del Mar, R. Hama, M. J. Thompson, E. A. Spencer, I. J. Onakpoya, K. R. Mahtani, D. Nunan, J. Howick, and C. J. Heneghan. (2014). Neuraminidase Inhibitors for Preventing and Treating Influenza in Adults and Children. Cochrane Database of Systematic Reviews, issue 4, art. no. CD008965.

Jefferson, Thomas, Mark Jones, Peter Doshi, Elizabeth Spencer, Igho Onakpoya, and Carl Heneghan. (2014). Oseltamivir for Influenza in Adults and Children: Systematic Review of Clinical Study Reports and Summary of Regulatory Comments. *BMJ* 348: g2545.

Jones, Mark. (2011). Does Oseltamivir Really Reduce Complications of Influenza? *Clinical Infectious Diseases* 53(12): 1302–1303.

Kaiser, L., C. Wat, T. Mills, P. Mahoney, P. Ward, and F. Hayden. (2003). Impact of Oseltamivir Treatment on Influenza-Related Lower Respiratory Tract Complications and Hospitalizations. *Arch. Intern. Med.* 163(14) (28 July): 1667–1672.

Kamradt-Scott, Adam. (2015). *Managing Global Health Security: The World Health Organization and Disease Outbreak Control.* Basingstoke: Palgrave.

Kaplinsky, R. (2000). Spreading the Gains from Globalisation: What Can Be Learned from Value Chain Analysis. IDS Working Paper 110. Available at http://www.ids.ac.uk/files/Wp110.pdf. [Accessed 25 July 2015.]

Kay, Lily E. (1993). *The Molecular Vision of Life: Caltech, the Rockefeller Foundation, and the Rise of the New Biology.* New York: Oxford UP.

———. (2000). *Who Wrote the Book of Life? A History of the Genetic Code.* Stanford, CA: Stanford UP.

Kelly, Heath, and Benjamin Cowling. (2015). Influenza: the Rational Use of Oseltamivir. *Lancet* 385: 1700–1703.

Kendrick, Malcolm. (2007). *The Great Cholesterol Con: The Truth about What Really Causes Heart Disease and How to Avoid It.* London: John Blake.

Kittelsen, Sonja. (2013). *The EU and the Securitization of Pandemic Influenza* (Doctoral dissertation). Aberystwyth University, Aberystwyth.

Klenk, Hans Dieter. (2012). Influenza Virology. In M. von Itzstein (Ed.), *Influenza Virus Sialidase—A Drug Discovery Target* (pp. 1–29). Milestones in Drug Therapy. Basel: Birkhäuser Verlag GmbH.

Kurki, Pekka. (2015). Interview by author. 9 July.

Lakoff, Andrew. (2005). *Pharmaceutical Reason: Knowledge and Value in Global Psychiatry.* Cambridge: Cambridge UP.

Laurance, Jeremy. (2005). Suicides Linked to Tamiflu—So Is Only Weapon against Bird Flu Safe? *Independent*, 15 November. Available at http://www.independent.co.uk/news/world/asia/suicides-linked-to-Tamiflu--so-is-only-weapon-against-bird-flu-safe-515406.html.

Laver, Graeme. (1999). Interview by Mark Willacy. Australian Broadcasting Corporation, 28 July. Available at http://www.abc.net.au/pm/stories/s39728.htm.

———. (n.d.). Email Correspondence. Available at http://virologyhistory.wustl.edu/laver.htm. [Accessed 12 February 2015.]

Laver, Graeme, and Elspeth Garman. (2002). Pandemic Influenza: Its Origin and Control. *Microbes and Infection* 4: 1309–1316.

Laver, William Graeme, Norbert Bischofberger, and Robert Webster. (2000). The Origin and Control of Pandemic Influenza. *Perspectives in Biology and Medicine* 43(2): 173–192.

Lean, Geoffrey, and Jonathan Owen. (2006). Donald Rumsfeld Makes $5 Million Killing on Bird Flu Drug. *Independent on Sunday*, 12 March. Available at http://www

.independent.co.uk/news/world/americas/donald-rumsfeld-makes-5m-killing-on-bird-flu-drug-469599.html.

Li, Jie Jack. (2009). *Triumph of the Heart: The Story of Statins*. Oxford: Oxford UP.

Light, Donald. (2010). Bearing the Risks of Prescription Drugs. In Donald W. Light (Ed.), *The Risks of Prescription Drugs* (pp. 1–39). New York: Columbia UP.

Lightfoot, Nigel. (2009). UK Biodefence Medical Countermeasures Portfolio. Presentation at GHSI Public Health Emergency Medical Countermeasures Workshop, Washington, DC, 4–5 November. Available at https://www.blsmeetings.net/2009GHSImeetingsMCM/presentations/Bio/Lightfoot-UKMCMPortfolio.pdf.

Livre Blanc. (2013). *Le livre blanc sur la défense et la sécurité nationale*. Paris: Direction de l'information légale et administrative.

Löfgren, Hans, and Owain Williams (Eds.). (2013). *The New Political Economy of Pharmaceuticals: Production, Innovation and TRIPS in the Global South*. Basingstoke: Palgrave.

Long, Christopher, Anne Roemer-Mahler, and Stefan Elbe. (2017). *Towards New Antibiotics: Key Insights from BARDA in the United States*. Policy Brief. Centre for Global Health Policy, University of Sussex. Available at https://www.sussex.ac.uk/webteam/gateway/file.php?name=long-roemer-mahler-elbe-2017-towards-new-antibiotics-key-insights-for-barda-in-the-united-states.pdf&site=346. [Accessed 11 May 2017.]

Longini, Ira, Jr., M. Elizabeth Halloran, Azhar Nizam, and Yang Yang. (2004). Containing Pandemic Influenza with Antiviral Agents. *American Journal of Epidemiology* 159(7): 623–633.

Love, James. (2005). CPTech Statement on Roche/Gilead Licensing of Tamiflu Patents. 5 November. Available at http://www.cptech.org/ip/health/tamiflu/cptech11052005.html.

Lu, Z. K., J. Samuel, B. A. Kessler, R. Schulz, J. Bian, and J. D. Brian Chen et al. (2014). Systematic Approach to Pharmacovigilance beyond the Limits: The Southern Network on Adverse Reactions (SONAR) Projects. *Adv. Pharmacoepidemiol Drug Saf.* 3(149). doi:10.4172/2167-1052.1000149.

MacKellar, Landis. (2007). Pandemic Influenza: A Review. *Population and Development Review* 33(3): 429–451.

MacKenzie, Debora. (2007). Japan Bans Tamiflu for Teenagers. *New Scientist*, 23 March. Available at http://www.newscientist.com/article/dn11451-japan-bans-Tamiflu-for-teenagers.html#.VK-neYeQ6Ag.

———. (2009). BMJ Criticisms of Tamiflu Questioned. *New Scientist*, 11 December. Available at https://www.newscientist.com/article/dn18271-bmj-criticisms-of-tamiflu-questioned/.

Magrini, Nicola, and Maria Font. (2007). Direct to Consumer Advertising of Drugs in Europe. *BMJ* 335: 526.

Marinissen, Maria Julia, Lauren Barna, Margaret Meyers, and Susan E. Sherman. (2014). Strengthening Global Health Security by Developing Capacities to Deploy Medical Countermeasures Internationally. *Biosecurity and Bioterrorism* 12(5): 284–291.

Matheny, Jason, Michael Mair, Andrew Mulcahy, and Bradley T. Smith. (2007). Incentives for Biodefense Countermeasure Development. *Biosecurity and Bioterrorism* 5(3): 228–238.

McCarthy, Michael. (2014). 26 Nations Join US Global Health Security Agenda. *BMJ* 348: g1589. Available at http://www.bmj.com/content/348/bmj.g1589. [Accessed 16 January 2015.]

McInnes, Colin, and Simon Rushton. (2013). HIV/AIDS and Securitization Theory. *European Journal of International Relations* 19(1): 115–138.

McKillop, Tom. (1999). Our Worst Fears Were Fully Justified. *Financial Times*, 6 October.

McNeill, Donald, Jr. (2005). Indian Company to Make Generic Version of Flu Drug Tamiflu. *New York Times*, 14 October. Available at http://www.nytimes.com/2005/10/14/health/14virus.html.

Mielczarek, Agnieszka. (2015). Potential Use of the Joint Procurement Mechanism. Presentation to workshop on the Joint Procurement of Medical Countermeasures / High-Level Hearing on the Implementation of the Council Recommendation on Seasonal Influenza Vaccination. 29 April. Luxemburg: European Commission Directorate-General Health & Food Safety. Available at http://ec.europa.eu/health/preparedness_response/docs/ev_20150429_co03_en.pdf.

MMWR Weekly. (1997). Isolation of Avian Influenza A (H5N1) Viruses from Humans—Hong Kong, May–December 1997. *MMWR Weekly* 46(50) (19 December): 1204–1207.

Morange, Michael. (1998). *A History of Molecular Biology*. Translated by Matthew Cobb. Cambridge, MA: Harvard UP.

Mounier-Jack, Sandra, and Richard Coker. (2006). How Prepared Is Europe for Pandemic Influenza? Analysis of National Plans. *Lancet* 367: 1405–1411.

Mounier-Jack, Sandra, Ria Jas, and Richard Coker. (2007). Progress and Shortcomings in European National Strategic Plans for Pandemic Influenza. *Bulletin of the World Health Organization* 85(12).

Moynihan, Ray, and Alan Cassels. (2005). *Selling Sickness: How the World's Biggest Pharmaceutical Companies Are Turning Us All into Patients*. New York: Nation Books.

MUGAS. (2014a). MUGAS (Multiparty Group for Advice on Science) Vision. Available at http://mugasfoundation.net/mugas-vision/. [Accessed 10 August 2015.]

———. (2014b). MUGAS website. Available at http://mugas.net. [Accessed 10 August 2015.]

Muthuri, Stella G., et al. (2014). Effectiveness of Neuraminidase Inhibitors in Reducing Mortality in Patients Admitted to Hospital with Influenza A H1N1pdm09 Virus Infection: A Meta-Analysis of Individual Participant Data. *Lancet Respiratory Medicine* 2(5): 395–404.

NAO. (2013). *Access to Clinical Trial Information and the Stockpiling of Tamiflu*. National Audit Office. 21 May. London: Stationary Office.

National Academies of Sciences, Engineering, and Medicine. (2017). *Global Health and the Future Role of the United States*. Washington, DC: National Academies Press.

Nguyen-Van-Tam, Jonathan. (2010). Foreword: Oseltamivir for Seasonal, Avian and Pandemic Influenza: 10 Years of Clinical Experience. *Journal of Antimicrobial Chemotherapy* 65 (Suppl. 2): ii.3–4.

———. (2014). Principal Author of PRIDE Study Responds to News Story in the *BMJ* Claiming That the Study Was Based on "Flawed" Analysis. *BMJ* 348: g2935.

———. (2015). Practical Issues Related to Pandemic Deployment of Antivirals. Presentation. Available at http://www.flucentre.net/core/?p=425. [Accessed 25 January 2015.]

Nguyen-Van-Tam, Jonathan, Peter J. M. Openshaw, and Karl G. Nicholson. (2014). Antivirals for Influenza: Where Now for Clinical Practice and Pandemic Preparedness? *Lancet* 384(9941): 386–387.

NICE. (1999). *Zanamivir (Relenza) in the Management and Treatment of Influenza*. London: National Institute for Clinical Excellence. Available at http://www.nice.org.uk /proxy/?sourceUrl=http%3A%2F%2Fwww.nice.org.uk%2FniceMedia%2Fpdf%2FZ anamivir+(*Relenza*).pdf. [Accessed 4 August 2015.]

———. (2000). *Guidance on the Use of Zanamivir (Relenza) in the Treatment of Influenza*. National Institute for Clinical Excellence. November.

———. (2003a). *Guidance on the Use of Oseltamivir and Amantadine for the Prophylaxis of Influenza*. National Institute for Clinical Excellence. September.

———.(2003b). *Guidance on the Use of Zanamivir, Oseltamivir and Amantadine for the Treatment of Influenza*. National Institute for Clinical Excellence. February.

———. (2009). *Amantadine, Oseltamivir and Zanamivir for the Treatment of Influenza*. National Institute for Health and Clinical Excellence.

Nicholson, Anna, Scott Wollek, Benjamin Kahn, and Jack Hermann. (2016). *The Nation's Medical Countermeasure Stockpile: Opportunities to Improve the Efficiency, Effectiveness, and Sustainability of the CDC Strategic National Stockpile: Workshop Summary*. Washington, DC: National Academies Press.

Nicoll, Angus, and Marc Sprenger. (2011). Learning Lessons from the 2009 Pandemic: Putting Infections in Their Proper Place. *European Journal of Epidemiology* 26(3): 191–194.

Nunes, João. (2014). *Security, Emancipation and the Politics of Health: A New Theoretical Perspective*. Abingdon: Routledge.

Okamoto, Etsuji. (2010). Is Oseltamivir (Tamiflu) Safe? Re-examining the Tamiflu "Ado" from Japan. *Pharmacoeconomics & Outcomes Research* 10(1): 17–24.

O'Neill, Graeme. (1989). Synthetic Molecule Disables the Flu Virus. *New Scientist*, 24 June, 42.

Ortiz, Justin, Laurie Kamimoto, Ronald E. Aubert, Jianying Yao, David K. Shay, Joseph S. Bresee, and Robert S. Epstein. (2008). Oseltamivir Prescribing in Pharmacy-Benefits Database, United States, 2004–2005. *Emerging Infectious Diseases* 14(8): 1280–1283.

PAC. (2013). Public Accounts Committee—Minutes of Evidence HC 295. Available at http://www.publications.parliament.uk/pa/cm201314/cmselect/cmpubacc/295 /130617.htm. [Accessed 10 August 2015.]

Palmer, James. (1999). Letter to Heidi Jolson. 2 March.

Parker Waichman LLP. (2015). Tamiflu® (Oseltamivir Phosphate) Class Action Lawsuit. Available at http://www.yourlawyer.com/topics/overview/Tamiflu. [Accessed 27 March 2015.]

Petryna, Adriana, Andrew Lakoff, and Arthur Kleinman. (2007). *Global Pharmaceuticals: Ethics, Markets, Practices*. Durham, NC: Duke UP.

PHAC. (2012). National Emergency Stockpile System. Public Health Agency of Canada. Available at http://www.phac-aspc.gc.ca/ep-mu/ness-eng.php. [Accessed 5 March 2014.]

PharmaTimes. (2003). UK Launch for Roche's Tamiflu. *PharmaTimes*, 24 January.

PHEMCE. (2013). The Public Health Emergency Medical Countermeasures Enterprise Review. US Department of Health and Human Services. Available at http://www.phe.gov/Preparedness/mcm/enterprisereview/Pages/default.aspx. [Accessed 27 July 2015.]

Piester, Todd. (2008). Strategic National Stockpile: Pandemic Influenza Countermeasures. Presentation. Centers for Disease Control and Prevention. 21 August. Available at http://www.google.co.uk/url?sa=t&rct=j&q=&esrc=s&source=web&cd=1&cad=rja&uact=8&ved=0CCEQFjAA&url=http%3A%2F%2Fwww.cdc.gov%2Fphin%2Flibrary%2Fresources%2Ftools%2Fcra%2F9.19.08%2520SNS%2520Countermeasures.pps&ei=Mvu4VIvYIcOu7AaitoDADQ&usg=AFQjCNEib_U0_opy7qKBbhK_6sQ4EPacJQ&sig2=ou0XTCxW9f4WLbPZ_LX97Q&bvm=bv.83829542,d.ZGU.

Pilling, David. (1999). Glaxo Ponders Effects of Relenza Refusal. *Financial Times*, 2 October, 15.

PMLive. (2013). Roche Releases All Tamiflu Trial Data to Cochrane. 5 April. Available at http://www.pmlive.com/pharma_news/roche_releases_all_tamiflu_trial_data_to_cochrane_470108.

Pollack, Andrew, and Tom Wright. (2005). Accord on Sharing Flu Vaccine Production. *New York Times*, 17 November.

Prior, Stephen. (2004). Who You Gonna Call? Responding to a Medical Emergency with the Strategic National Stockpile. Report Commissioned by the National Defense University, Center for Technology and National Security Policy. June. Available at http://www.dtic.mil/cgi-bin/GetTRDoc?AD=ADA476356. [Accessed 16 January 2015.]

Reddy, David. (2010). Responding to Pandemic (H1N1) 2009 Influenza: The Role of Oseltamivir. *Journal of Antimicrobial Chemotherapy* 65(Suppl 2): ii35–40.

Reuters. (2005). EBay Stops Tamiflu Sale on Web as Drug Price Soars. 18 October. Available at http://www.redorbit.com/news/health/275417/ebay_stops_Tamiflu_sale_on_web_as_drug_price_soars/index.html.

Riordan, Michael. (2013a). Email Correspondence. 15 October.

———. (2013b). Interview by author. 17 October.

Roberts, Stephen, and Stefan Elbe. (2017). Catching the Flu: Syndromic Surveillance, Algorithmic Governmentality and Global Health Security. *Security Dialogue* 48(1): 46–62.

Roche. (2005). Factsheet Tamiflu. 15 December.

———. (2007). Media Release. 26 April. Available at http://www.roche.com/media/media_releases/med-cor-2007-04-26.htm.

———. (2012). Preparing for and Responding to Influenza Pandemics: Roles and Responsibilities of Roche. Available at http://www.roche.com/roles_responsibilities_influenza.pdf. [Accessed 25 February 2013.]

Roemer-Mahler, Anne, and Stefan Elbe. (2016). The Race for Ebola Drugs: Pharmaceuticals, Security and Global Health Governance. *Third World Quarterly* 37(3): 487–506.

Roemer-Mahler, Anne, Stefan Elbe, and Christopher Long. (2017). *New Medicines for Neglected Tropical Diseases: The Lessons from Biodefence*. Policy Brief. Centre for

Global Health Policy, University of Sussex. Available at https://www.sussex.ac.uk/webteam/gateway/file.php?name=roemer-mahler-elbe-long-2017-new-medicines-for-neglected-tropical-disease-the-lessons-from-biodefense.pdf&site=346. [Accessed 11 May 2017.]

Rollerhagen, Sonja, and Daniel Braxton. (2016). Letter from Roche Responding to Questions. 4 January.

Rose, Nikolas. (2001). The Politics of Life Itself. *Theory, Culture & Society* 18(6): 1–30.

———. (2007). *The Politics of Life Itself: Biomedicine, Power, and Subjectivity in the Twenty-First Century*. Princeton, NJ: Princeton UP.

Rumsfeld, Donald. (1998). Fax to George Schulz. 9 November. Available at http://library.rumsfeld.com/doclib/sp/216/To%20George%20Shultz%20re%20Gilead%20Board%2011-09-1998%20(II-141-1).pdf#search="Gilead".

———. (1999). Fax to Condoleezza Rice. 29 March. Available at http://library.rumsfeld.com/doclib/sp/217/1999-03-29%20to%20Condi%20Rice%20re%20Gilead%20Board.pdf#search="Gilead".

Rushton, Simon, and Jeremy Youde. (2015). *Routledge Handbook of Global Health Security*. London: Routledge.

Russell, Sabin. (2005). Flu Vaccine Maker Won't Share Patent; Roche Rejects Calls to Allow Production of Generic Versions. *San Francisco Chronicle*, 13 October. Available at http://www.sfgate.com/health/article/Flu-drug-maker-won-t-share-patent-Roche-rejects-2576163.php.

Samii, Ramina, and Luk Van Wassenhove. (2008). *Fighting the Flu: Tamiflu Stockpiling: A Pandemic Preparedness Policy*. INSEAD.

Sampaio, Cristina. (2015). Interview by author. 21 July.

Schlatter, Reto. (1999). Bei Roche und Glaxo steigt das Fieber. *PME* 40/99. Available at http://www.pme.ch/de/artikelanzeige/artikelanzeige.asp?pkBerichtNr=33232. [Accessed 23 January 2015.]

Schmit, Julie. (2005). Avian Flu Scare Has Tamiflu Maker Navigating Minefield. *USA Today*, 7 December.

Schneider, Reto. (2001). Das Rennen um GS4104: Wie ein Medikament entwickelt, getestet und vermarktet wird. *NZZ Folio: Die Zeitschrift der Neuen Zuercher Zeitung*. 1 April. Available at http://www.nzzfolio.ch/www/d80bd71b-b264-4db4-afd0-277884b93470/showarticle/81bb3c96-9216-4eb5-b602-7e0937369c79.aspx.

Schulz, Nick. (2005). Bird Flu in Hand for Bush? *Washington Times*, 12 October.

Schwartz, Nelson. (2005a). Rumsfeld's Growing Stake in Tamiflu. *CNN Money*, 31 October.

———. (2005b).The Tamiflu Tug of War. *Fortune*, 14 November. Available at http://archive.fortune.com/magazines/fortune/fortune_archive/2005/11/14/8360685/index.htm.

SEARO. (2006). Regional Production of Oseltamivir: Reviews of the Current Situation. Report of an Informal Meeting, New Delhi, India, 30–31 March. Available at http://apps.searo.who.int/PDS_DOCS/B0287.pdf.

SEC. (2005). Annual Report Pursuant to Section 13 or 15(D) of the Securities Exchange Act of 1934 for the Fiscal Year ended December 31, 2005. Gilead Sciences. Available

at http://www.sec.gov/Archives/edgar/data/882095/000119312506045128/d10k.htm. [Accessed 3 March 2015.]
Sheridan, Desmond. (2016). *Evidence-Based Medicine: Best Practice or Restrictive Dogma*. London: Imperial College Press.
Shimazawa, Rumiko, and Masayuki Ikeda. (2015). Development of Drug-Approval Regulations for Medical Countermeasures against CBRN Agents in Japan. *Health Security* 13(2): 130–138.
Silverman, Ed. (2015). The Dispute over Tamiflu Is Revived by Yet Another Analysis. *Wall Street Journal*, 2 February. Available at http://blogs.wsj.com/pharmalot/2015/02/02/the-dispute-over-Tamiflu-is-revived-by-yet-another-analysis/tab/print/.
Smith, Frank. (2014). *American Biodefense: How Dangerous Ideas about Biological Weapons Shape National Security*. Ithaca, NY: Cornell UP.
Smith, James. (2009). Point-by-Point Response from Roche to *BMJ* Questions. *BMJ* 339: b5374.
Smith, James, and S. Sacks. (2009). Incidence of Neuropsychiatric Adverse Events in Influenza Patients Treated with Oseltamivir or No Antiviral Treatment. *International Journal of Clinical Practice* 63(4): 596–605.
Spurgeon, David. (2005). Roche Canada Stops Distributing Oseltamivir. *BMJ* 331: 1041.
Stanton, John. (2005). Big Stakes in Tamiflu Debate. *RollCall*, 15 December. Available at http://www.rollcall.com/issues/51_64/news/11597-1.html.
Strong, P. M. (1990). Epidemic Psychology: A Model. *Sociology of Health and Illness* 12(3): 249–259.
Swaine, Jon, and Rebecca Smith. (2009). Swine Flu: Online Pharmacies Report Huge Surge in Demand for Tamiflu. *Telegraph*, 27 April. Available at http://www.telegraph.co.uk/health/swine-flu/5231337/Swine-flu-Online-pharmacies-report-huge-surge-in-demand-for-Tamiflu.html.
Takenaka, T. (2001). Classical vs. Reverse Pharmacology in Drug Discovery. *BJU International* 88(Suppl. 2): 7–10.
Tegnell, Anders. (2012). Interview by author. 29 November.
Tierney, Eugene, and David Reddy. (2005). Tamiflu—Seasonal and Pandemic Use 2005. Presentation. Available at http://www.roche.com/med_mb091105etdr.pdf. [Accessed 10 August 2015.]
Tinari, Serena, Harry Haner, and Reto Padrutt. (2011). The Tamiflu Saga—A Pandemic Business. Script. Available at http://attentiallebufale.it/wp-content/uploads/2011/01/RSI-Script-Tamiflu-English1.doc. [Accessed 19 January 2015.]
Toovey, Steven, et al. (2008). Assessment of Neuropsychiatric Adverse Events in Influenza Patients Treated with Oseltamivir: A Comprehensive Review. *Drug Safety* 31(12): 1097–1114.
———. (2012). Post-Marketing Assessment of Neuropsychiatric Adverse Events in Influenza Patients Treated with Oseltamivir: An Updated Review. *Advances in Therapy* 29(10): 826–848.
Trakatellis, Antonio. (2007). *Pandemic Influenza in the EU: Are We Sufficiently Prepared?* Brussels: European Parliament.
Turner, Robin. (2006). Preparing for the Next Influenza Pandemic. Presentation at the Copenhagen Business School. 4 December.

Turner, Sarah. (2005). Roche Sales Up 20% as Tamiflu Sought. *Wall Street Journal*, 19 October.

US Congress. (2005). Hearing before the Subcommittee on Health of the Committee on Energy and Commerce, House Of Representatives, 109th Congress. First Session. 26 May. Available at http://www.gpo.gov/fdsys/pkg/CHRG-109hhrg21642/html/CHRG-109hhrg21642.htm.

US Senate. (2005). Funding Needs for Pandemic Influenza Preparedness. Hearing before a Subcommittee of the Committee on Appropriations, US Senate, 109th Congress, 2 November.

———. (2006). Pandemic Influenza Preparedness. Hearing before a Subcommittee of the Committee on Appropriations, US Senate, 109th Congress, 31 January.

Van Gelder, Alex. (2005). Patent Nonsense on Avian Flu. *Boston Globe*, 31 October. Available at http://www.boston.com/news/globe/editorial_opinion/oped/articles/2005/10/31/patent_nonsense_on_avian_flu/.

Van Koeveringe, Jan. (2006). Address to the Annual General Meeting of Shareholders of Roche Holding Ltd. 27 February.

Varghese, J., W. Laver, and P. Colman. (1983). Structure of the Influenza Virus Glycoprotein Antigen Neuraminidase at 2.9 Å Resolution. *Nature* 303: 35–40.

Vetterli, Martin. (2009). Die Glaubenspille Tamiflu. *Beobachter*, issue 19. Available at http://www.beobachter.ch/justiz-behoerde/buerger-verwaltung/artikel/grippe_die-glaubenspille-Tamiflu/. [Accessed 4 August 2015.]

Von Itzstein, Mark. (2007). The War against Influenza: Discovery and Development of Sialidase Inhibitors. *Nature* 6: 967–974.

Wall Street Journal. (2005). Schumer's Statement on Roche. 18 October. Available at http://www.wsj.com/articles/SB112965799254572133.

Walsh, Diana. (2005). Customs Seizes Fake Tamiflu / Nation's First Haul of Bogus Bird Flu Pills Traced to China. *San Francisco Chronicle*, 19 December. Available at http://www.sfgate.com/health/article/SOUTH-SAN-FRANCISCO-Customs-seizes-fake-Tamiflu-2556274.php.

Ward, Penelope. (2015). Interview by author. 14 July.

Ward, Penelope, Ian Small, James Smith, Pia Suter, and Regina Dutkowski. (2005). Oseltamivir (Tamiflu) and Its Potential for Use in the Event of an Influenza Pandemic. *Journal of Antimicrobial Chemotherapy* 55(Suppl. S1): i5–i21.

Washington Post. (2002). Rumsfeld: Over $20 Million in Stock Sold to Avoid Conflicts. 19 June.

Webster, Robert G. (2010). William Graeme Laver. 3 June 1929–26 September 2008. *Biographical Memoirs of Fellows of the Royal Society* 56: 215–236.

WEF. (2006). Global Risks 2006. Davos: World Economic Forum. Available at http://www.weforum.org/pdf/CSI/Global_Risk_Report.pdf. [Accessed 4 August 2015.]

West, Diane. (2000). Chasing the Flu(s) Away: A Tamiflu Case Study. *Pharmaceutical Executive*, March, 120–124.

White House. (2002). The National Security Strategy of the United States of America. Available at http://www.state.gov/documents/organization/63562.pdf. [Accessed 16 January 2015.]

———. (2006). The National Security Strategy of the United States. Available at http://georgewbush-whitehouse.archives.gov/nsc/nss/2006/. [Accessed 16 January 2015.]

———. (2016). Fact Sheet: United States Leadership to Advance the Global Health Security Agenda. Available at https://www.whitehouse.gov/the-press-office/2016/10/12/fact-sheet-united-states-leadership-advance-global-health-security. [Accessed 17 October 2016.]

WHO. (2005). *Avian Influenza: Assessing the Pandemic Threat*.

———. (2007). *A Safer Future: Global Public Health Security in the 21st Century*. The World Health Report 2007. Geneva: World Health Organization.

———. (2011a). H5N1 Avian Influenza: Timeline of Major Events. Geneva: World Health Organization. Available at http://www.who.int/influenza/human_animal_interface/avian_influenza/H5N1_avian_influenza_update.pdf. [Accessed 4 August 2015.]

———. (2011b). *Pandemic Influenza A (H1N1): Donor Report*. 1 March.

Whyte, Susan Reynolds, Sjaak van der Geest, and Anita Hardon. (2002). *Social Lives of Medicines*. Cambridge: Cambridge UP.

Williams, Simon, Jonathan Gabe, and Peter Davis (Eds). (2009). *Pharmaceuticals and Society: Critical Discourses and Debates*. Oxford: Wiley-Blackwell.

Williams, Simon J., Paul Martin, and Jonathan Gabe. (2011). The Pharmaceuticalisation of Society? A Framework for Analysis. *Sociology of Health and Illness* 33(5): 710–725.

Wizemann, Theresa, Megan Reeve Snair, and Jack Herrmann. (2016). *Rapid Medical Countermeasure Response to Infectious Diseases: Enabling Sustainable Capabilities through Ongoing Public- and Private-Sector Partnerships: Workshop Summary*. Washington, DC: National Academies Press.

Wizemann, Theresa, Clare Stroud, and Brouce Altevogt. (2010). *The Public Health Emergency Medical Countermeasures Enterprise: Innovative Strategies to Enhance Products from Discovery through Approval*. Workshop Summary. Washington, DC: Institute of Medicine.

WTO. (2003). World Trade Organization, Implementation of Paragraph 6 of the Doha Declaration on the TRIPS Agreement and Public Health, WT/L/540. 30 August. Available at http://www.wto.org/english/tratop_e/trips_e/implem_para6_e.htm.

Yeh, Brian. (2007). *Influenza Antiviral Drugs and Patent Law Issues*. CRS Report for Congress. 18 November. Available at http://www.ipmall.info/hosted_resources/crs/RL33159_070816.pdf.

Yokota, S., T. Fujita, M. Mori, A. Nezu, A. Okumura, and M. Hosoya et al. (2007). Epidemiologic Survey of Influenza-Associated Complications (I): Clinical Assessment of Symptoms and Signs, and Medication. *Nihon Syounikagakkaizatsushi* 111: 1545–1558.

Zamiska, Nicholas, and Jason Dean. (2005). Generics Challenge Roche's Tamiflu Claims. *Wall Street Journal*, 3 November. Available at http://www.wsj.com/news/articles/SB113098216326386983?mod=_newsreel_3.